Christiane Stamm

Besprechen mit den vierzehn Nothelfern

Anmerkung des Verlages

Auch wenn hier bei den Nothelfern auf christliche Heilige Bezug genommen wird, so ist die Tradition des Besprechens sehr viel älter als diese. Das Christentum hat bei seiner Verbreitung vielfach uralte Überlieferungen und deren Kräfte übernommen und umbenannt, ähnlich wie ja Kirchen in aller Regel auf vorchristlichen Kultstätten errichtet wurden. So dürfen wir also davon ausgehen, dass die angerufenen Kräfte tatsächlich wenig mit den geschichtlichen Personen dieser Heiligen zu tun haben, sondern ursprünglichen, in Mensch und Erde wohnenden Energien entsprechen. Es ist sicher nichts Verkehrtes, sie mit ihren jetzt geläufigen christlichen Namen anzusprechen und aus den Heiligenlegenden etwas über ihren Charakter zu erfahren, dennoch können auch Menschen, die dem Christentum nicht nahestehen, das Besprechen ausüben.

Christiane Stamm

Besprechen

mit den 14 Nothelfern

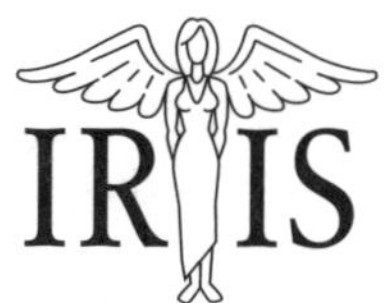

Wichtiger Hinweis

Das Besprechen (Böthen) kann niemals einen Arztbesuch ersetzen. Die Heilgebete können nicht als ausschließliche Behandlungsmethode eingesetzt werden. Setzen Sie das Besprechen nur unterstützend zur weiteren Heilung ein.

Bücher haben feste Preise.
2. Auflage 2021

Christiane Stamm
Besprechen mit den vierzehn Nothelfern

Titelseite:
Foto: Dawid Lech/shutterstock.com
Gestaltung: Dragon Design, GB
Satz und Gestaltung:
Dragon Design, GB
Gesetzt aus der Minion

Gesamtherstellung: Appel & Klinger, Schneckenlohe
Printed in Germany

ISBN 978-3-89060-756-6

IRIS ist ein Imprint bei Neue Erde.

Neue Erde GmbH
Cecilienstr. 29 · 66111 Saarbrücken
Deutschland · Planet Erde
www.neue-erde.de

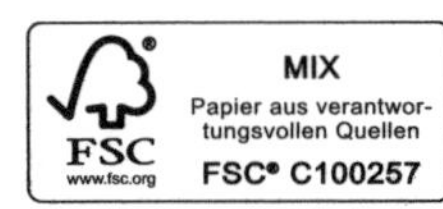

Inhalt

Mein Auftrag

Vor längerer Zeit bekam ich von der geistigen Welt den Hinweis, diese uralten Gebete in Verbindung mit den vierzehn Nothelfern neu zu bearbeiten und sie dem Menschen über eine Einweihung anzubieten.

Das war für mich nicht so einfach, denn ich kannte nur die alten verdrehten Texte, die kaum auszusprechen waren. Eindeutig und unwiderlegbar war ich aufgefordert worden, absolut kein einziges negatives Wort zu gebrauchen. Nach vielen erfolglosen Versuchen half die geistige Welt und übermittelte mir die genauen Gebete. Zu den Gebeten wurden auch Heilsteine empfohlen. Und nun funktionierte das Besprechen. Den Menschen konnte geholfen werden.

Auf meine Frage, warum gerade jetzt und zu diesem Zeitpunkt, wurde mir mitgeteilt: Die Zeit wäre nun reif, allen Menschen das Besprechen zugänglich zu machen, denn alle menschlichen und geistigen Lebewesen beziehen ihre Energie aus der einen Quelle.

Das Besprechen (Böthen) kann an jedem *Vollmondtag* weitergegeben werden.

Wollen Sie Gesundheit?

Selbstverständlich wünschen sich die Menschen, wenn sie gefragt werden, eine vollkommene Gesundheit und Wohlergehen. Doch wie oft kommt es in einer Unterhaltung vor, dass man auf Krankheiten zu sprechen kommt – auf das, was der Mensch *nicht* will. Will ein Kranker jedoch geheilt werden, so muss er sein Augenmerk, ja seine ganze Energie in Richtung Gesundheit lenken. Das gleiche Prinzip leitet das ganze Leben.

- Wird die Konzentration auf etwas Unangenehmes gerichtet, so werden üble Dinge geschehen.
- Wird die Konzentration auf Schönheit, Gesundheit und Wohlergehen gerichtet, so wird überwiegend dieses Gute geschehen.
- Treffen Sie eine absolute endgültige Entscheidung, wenn Sie gesund werden wollen, und bleiben Sie dabei.
- Verzichten Sie bewusst auf die Vorteile der Krankheit und bleiben Sie dabei.
- Unterschätzen Sie niemals die Macht des gesprochenen Wortes, denn Ihre Seele reagiert darauf.
- Sie wünschen sich Gesundheit, also nehmen Sie das Wort Krankheit nicht mehr in den Mund.

Die vierzehn heiligen Nothelfer

Die vierzehn heiligen Nothelfer wurden schon im 9. Jahrhundert angerufen und verehrt. In der heutigen Zeit sind sie immer mehr in Vergessenheit geraten. Ihre Hilfe wurde vor allem im 13. und 14. Jahrhundert gebraucht. In dieser Zeit herrschte überall im Lande die Pest, deshalb waren die Nothelfer in dieser Epoche von ganz besonderer Bedeutung.

Doch waren jedem der vierzehn Nothelfer noch andere, eigene Aufgabenbereiche zugeteilt. Die menschlichen und seelischen Probleme dieser Zeit wurden mit Hilfe der vierzehn Nothelfer angegangen. In Krisenzeiten einen Heiligen anzurufen, das half.

Durch die Globalisierung und die schnell vonstatten gehende technische und wissenschaftliche Entwicklung, vor allem in der Medizin, gerieten die Heiligen immer mehr in Vergessenheit. Doch wie ist das heute? – Nicht viel anders als in den vorangegangenen Jahrhunderten; nur die Themen haben sich geändert. Statt Pest heißt es heute Krebs oder Aids, anstatt Hungersnöte sind es Jobverlust und Arbeitslosigkeit. Auch heute – hier und jetzt – werden Engel, Heilige und die vierzehn Nothelfer sehr gebraucht. Lange Jahrhunderte wurden die vierzehn heiligen Nothelfer in Not und Bedrängnis vom Volk angerufen. Doch erst durch eine Erscheinung wurde der Kult um die vierzehn Nothelfer bekannt.

Der Legende nach sind Hermann Leicht im heutigen Klosterlangheim die »Vierzehn« erschienen, die sich als die vierzehn Nothelfer zu erkennen gaben. Hermann Leicht war Klosterschüler in Langheim in Oberfranken, und die Nothelfer erschienen ihm 1445 und 1446. An der Erscheinungsstelle wurde zuerst eine Kapelle errichtet, 1774 erbaute dann Balthasar Neumann die vielbesuchte Wallfahrtskirche »Vierzehnheiligen.«

Als die vierzehn Nothelfer gelten in der Regel:

Heiliger Achatius

Heiliger Ägidius

Heilige Barbara

Heiliger Blasius,

Heiliger Christopherus

Heiliger Cyriacus

Heiliger Dionysius

Heiliger Erasmus

Heiliger Eustachius

Heiliger Georg

Heilige Katharina

Heilige Margareta

Heiliger Pantaleon

Heiliger Vitus(Veit).

In manchen Chroniken werden noch die vier heiligen Marschälle hinzugezählt:

Antonius der Große

Hubertus Bischof von Lüttich

Papst Kornelius

Quirinus von Neuss

Die Bezeichnung »vier Marschälle«, auch »heilige Marschälle« genannt, tritt in einer Urkunde von 1478 zum ersten Mal auf. Ihre Verehrung und ihre Darstellungen verlieren sich zum Ende des 17. Jahrhunderts wieder.

Die Absichten und Wünsche einer Besprechung mit den vierzehn Nothelfern sind sehr vielfältig. Meistens werden Heilgebete gesprochen, um die Gesundheit wieder herzustellen.

Aber auch Gegenstände kann man besprechen, etwa ein Amulett, ein Haus, eine Wohnung, eine Partnerschaft oder einen Stein, den man dann als Glücks- und Hilfssymbol bei sich trägt.

Wie das funktioniert, erfahren Sie auf Seite 55.

Die Einweihung

Prinzipiell kann jeder Mensch das Besprechen erlernen, denn wir sind alle Teil derselben Energie. Durch Besprechen heilend zu helfen, ist also jedem möglich, doch in vollendeter Kunst ist es natürliche Magie. Daher wurde es von alters her immer magisch gedeutet und geheimnisvoll bedacht. Der alten Tradition zufolge müssen spirituelles Wissen und dazugehörende Rituale von einem Menschen auf den andern übertragen werden. Früher wurde dies mündlich vom Meister auf den Schüler übertragen. In unserer Zeit bedienen wir uns zusätzlich des Mediums des geschriebenen Wortes.

Durch die Übermittlung (Einweihung) und die Texte in diesem Buch werden Sie, liebe Leserin, lieber Leser, mit der Energie des geheimen Wissens verbunden, und die Kraft wird in Ihnen lebendig. Nach Befolgen der Anweisungen werden Sie eingeweiht sein, genau so, als ob Sie es von Ihren Ahnen übernommen hätten.

Nun wartet aber auch etwas Arbeit auf Sie. Ganz umsonst gibt es nichts. Besorgen Sie sich ein schönes Heft oder ein besonderes leeres Buch, das nur Ihnen ganz allein gehört. Warten Sie den nächsten Vollmond ab, bevor Sie anfangen, sich Ihre Heilgebete abzuschreiben. Nur durch das Schreiben der Heilgebete in das eigens dafür vorgesehene Heft oder Buch überträgt sich die Magie des Besprechens auf Sie. Die Anwendung der Gebete finden Sie ab Seite 44.

Besprechen mit den heilenden Gebeten

Das erste Gebet

Vierzehn heilige Nothelfer

Ihr vierzehn Nothelfer
vertreibt Wunden und Weh
das Übel verbannt
die Liebe ins Herz.

Ihr vierzehn Nothelfer
vertreibt Wunden und Weh
das Übel verbannt
die Liebe ins Herz.

Ihr vierzehn Nothelfer
vertreibt Wunden und Weh
das Übel verbannt
die Liebe ins Herz

So soll es sein!

Im Namen des Vaters und des Sohnes
und des Heiligen Geistes.

Amen.

Mit diesem reinigenden Gebet wird das Böse vertrieben und das Gute herbeigerufen.

Lebensfreude wird sich einstellen.

Die gesamten vierzehn Nothelfer werden angerufen, um Ihren Körper auf Gesundheit zu programmieren.

Dieses Heilgebet ist immer zu Beginn einer jeder Besprechung zu verwenden.

Es hilft

- die Lebensfreude wieder herzustellen
- bei Depressionen
- bei Angst
- für Schutz
- bei Trauer
- bei Psychosen
- bei Alpträumen

Edelstein

Bergkristall (Klarheit)

Das Tragen oder die Nähe eines Bergkristalls vermittelt uns Klarheit, auch die Einsicht, uns selbst klarer zu sehen. Man erkennt, was wirklich und wahrhaftig ist. Zugleich weckt er unseren Ur-Instinkt und bringt uns in eine Phase, die zur inneren Wahrheit führt. Er hilft beim Auflösen von Blockaden, die Ursache vieler Krankheiten ist.

Das zweite Gebet

Heiliger Christopherus

Du, Heiliger Christopherus
und alle Nothelfer hinter dir
berühre mit Liebe die Wunde
nimm mit meiner Hand den Schmerz
und bringe das Gute ins Herz.

Du, Heiliger Christopherus
und alle Nothelfer hinter dir
berühre mit Liebe die Wunde
nimm mit meiner Hand den Schmerz
und bringe das Gute ins Herz.

Du, Heiliger Christopherus
und alle Nothelfer hinter dir
berühre mit Liebe die Wunde
nimm mit meiner Hand den Schmerz
und bringe das Gute ins Herz.

So soll es sein!

Im Namen des Vaters und des Sohnes
und des Heiligen Geistes.

Amen.

Hilft bei

- Wunden
- Migräne
- starken akuten und chronischen Schmerzen
- Zahnschmerzen
- Herzrasen, Herzinsuffizienz, Herzangst
- Nervenschmerzen
- Augenleiden

Edelstein

Obsidian (Schneeflockenobsidian)

Der Obsidian ermöglicht uns, alte Muster aufzulösen. Erinnerungen, die Schmerzen verursachen, lösen sich auf und verschwinden. Dadurch wird das Unterbewusstsein wieder angeregt, in positiven Gedankengängen zu denken. Die Fähigkeiten dringen ins Tagesbewusstsein und können sich wieder frei entfalten. Er gilt als »Erste-Hilfe-Stein«.

Das dritte Gebet

Heiliger Blasius

Qual, Entzündung, Pein
heile
verlasse den Leib
das Gute komm rein
Gesundheit soll es sein.

Qual, Entzündung, Pein
heile
verlasse den Leib
das Gute komm rein
Gesundheit soll es sein.

Qual, Entzündung, Pein
heile
verlasse den Leib
das Gute komm rein
Gesundheit soll es sein.

So soll es sein!

Im Namen des Vaters und des Sohnes
und des Heiligen Geistes.

Amen.

Hilft bei

- Schmerzen
- Entzündungen im Bereich der Haut und der Gelenke
- Husten, Bronchitis, Asthma, Halsschmerzen, Ohrenschmerzen
- Juckreiz
- Neurodermitis
- Nervenkrankheiten
- Zuckungen
- Allergien

Edelstein

Chalzedon

Der Chalzedon ermutigt zur Offenheit. Er verbessert den Selbstausdruck und die Kommunikation und ist daher auch als »Rednerstein« bekannt. Er bringt seinem Träger Leichtigkeit und hilft dabei, alte Muster und Blockaden aufzulösen.

Das vierte Gebet

Heilige Margareta

Heilige Margareta die Wunden heile
unverbunden
das Blut steht still
Schwellung nimmt ab
Schmerz vergeh.

Heilige Margareta die Wunden heile
unverbunden
das Blut steht still
Schwellung nimmt ab
Schmerz vergeh.

Heilige Margareta die Wunden heile
unverbunden
das Blut steht still
Schwellung nimmt ab
Schmerz vergeh.

So soll es sein!

Im Namen des Vaters und des Sohnes
und des Heiligen Geistes.

Amen.

Hilft bei

- schnellere Heilung von Knochenbrüchen
- Wunden
- Akne, Furunkel
- Menstruationsbeschwerden
- Unfruchtbarkeit
- Klimakterium
- Stillen von Blutungen

Edelstein

Rosenquarz

Der Rosenquarz bringt Vertrauen und Nächstenliebe. Er fördert ein harmonisches Seelenleben. Das Innere, meist das verhärtete Herz, wird wieder weicher, und Harmonie zieht ein.

Das fünfte Gebet

Heilige Katharina

Heilige Katharina bekämpft den Tod
drei Rosen in der Hand
die erste weiß
die zweite rot
die dritte bringt alles ins Lot.

Heilige Katharina bekämpft den Tod
drei Rosen in der Hand
die erste weiß
die zweite rot
die dritte bringt alles ins Lot.

Heilige Katharina bekämpft den Tod
drei Rosen in der Hand
die erste weiß
die zweite rot
die dritte bringt alles ins Lot
So soll es sein!
Im Namen des Vaters und des Sohnes
und des Heiligen Geistes.

Amen.

Hilft bei

- allen Herpes-Erkrankungen
- Gürtelrose
- Windpocken
- Brustkrebs
- Zysten
- Sprachstörungen (z.B. Stottern)

Edelstein

Lapislazuli

Der Lapislazuli hilft seinem Träger, Unausgesprochenes, lange Zurückgehaltenes zur Sprache zu bringen. Alles, was die Person bedrückt, kann von ihr nach längerem Tragen des Steins richtig und ohne große Emotion gesagt werden. Zugleich gibt er dem Träger die Glaubensstärke zurück. Deshalb nennt man ihn auch »Stein der Wahrheit«. Der Lapislazuli verleiht Ihnen Inspiration, Weisheit und Intuition.

Das sechste Gebet

Heilige Barbara

Heilige Barbara reinige das Blut
bring es ins Gleichgewicht
und alles wird gut
So sei es.

Heilige Barbara reinige das Blut
bring es ins Gleichgewicht
und alles wird gut
So sei es.

Heilige Barbara reinige das Blut
bring es ins Gleichgewicht
und alles wird gut
So sei es.

So soll es sein!

Im Namen des Vaters und des Sohnes
und des Heiligen Geistes.

Amen.

Dieses Gebet wird bei allen Besprechungen angewendet.

Hilft bei

- Übersäuerung des Blutes
- Entgiftung des Körpers
- Stärkung des Immunsystems
- Aids, Krebs, Rheuma, Diabetes

Das sechste Gebet ist die beste Grundvoraussetzung jeder Heilung. Es wirkt sich positiv auf den pH-Wert des Blutes aus; der Entgiftungsprozess wird angeregt.

Edelstein

Heliotrop

Der Heliotrop ist einer der »Hildegard-Steine«. Es heißt, dass er seinem Träger dabei behilflich ist, in allen Lebenslagen die Beherrschung zu behalten. Zusätzlich dämpft er Gereiztheit und wehrt negative Energien ab. Er gilt als der »rote Sonnenhut« unter den Steinen (Immunabwehr).

Das siebte Gebet

Heiliger Georg

Heiliger Georg stärke den Körper

vertreibe den Brand

nimm ihn weg mit heiliger Hand.

Heiliger Georg stärke den Körper

Vertreibe den Brand

nimm ihn weg mit heiliger Hand.

Heiliger Georg stärke den Körper

vertreibe den Brand

nimm ihn weg mit heiliger Hand.

So soll es sein!

Im Namen des Vaters und des Sohnes
und des Heiligen Geistes.

Amen.

Hilft bei

- hohem Fieber
- Erfrierungen
- Verbrennungen

Heilstein

Prasem

Der Prasem hilft, Spannungen und Aggressionen abzubauen. Er fordert uns auf, ein selbstbestimmtes Leben zu führen, und bei Streit ermöglicht er uns, einen kühlen Kopf zu bewahren. Zerstrittenen Menschen hilft er, sich wieder zu versöhnen. Er gilt auch als einer der »Hildegard-Steine«.

Das achte Gebet

Heiliger Pantaleon

Warze, die ich streiche, erweiche

Warze, die ich sehe, vergehe

heile für alle Ewigkeit.

Stärke den Körper.

Warze, die ich streiche, erweiche

Warze, die ich sehe, vergehe

heile für alle Ewigkeit.

Stärke den Körper.

Warze, die ich streiche, erweiche

Warze, die ich sehe, vergehe

heile für alle Ewigkeit.

Stärke den Körper.

So soll es sein!

Im Namen des Vaters und des Sohnes
und des Heiligen Geistes.

Amen.

Hilft bei

- Dornwarzen
- Feigwarzen
- Handwarzen
- Myomen
- Zysten

Edelstein

Amethyst

Der Amethyst fördert die Konzentration und fördert Klarheit und Weisheit. Er verhilft dem Träger zu mehr Tatkraft und Vitalität. Wird der Amethyst unter das Kopfkissen gelegt, so ist der Schlaf erholsamer und entspannter. Er gilt auch als »Strahlenstein« bei Elektrosmog.

Das neunte Gebet

Heiliger Dionysius

Flechte, Leiden der Seele
innere Unruh heile
Juckreiz kehr nie zurück
Körper gestärkt mit Glück.

Flechte, Leiden der Seele
innere Unruh heile
Juckreiz kehr nie zurück
Körper gestärkt mit Glück.

Flechte, Leiden der Seele
innere Unruh heile
Juckreiz kehr nie zurück
Körper gestärkt mit Glück.

So soll es sein!

Im Namen des Vaters und des Sohnes
und des Heiligen Geistes.

Amen.

Hilft bei

- Seelenleiden
- innerer Unruhe
- Neurodermitis
- Schuppenflechte
- sämtlichen Flechtenerkrankungen

Edelstein

Jade

Jade stärkt die körperliche Leistungsfähigkeit und sorgt im Leben für den notwendigen Ausgleich. Er erhöht die Reaktionsfähigkeit. Das gilt vor allen Dingen bei Menschen, die einen gefährlichen Beruf haben. Jade bringt Heiterkeit und wirkt entspannend.

Das zehnte Gebet

Heiliger Cyriacus

Entzündung und Brand
treib alles fort
ich flehe dich an
verlasse den jetzigen Ort.

Entzündung und Brand
treib alles fort
ich flehe dich an
verlasse den jetzigen Ort.

Entzündung und Brand
treib alles fort
ich flehe dich an
verlasse den jetzigen Ort.

So soll es sein!

Im Namen des Vaters und des Sohnes
und des Heiligen Geistes.

Amen.

Hilft bei

- sämtlichen Tiererkrankungen
- Wundrose
- allergischen Reaktionen der Haut
- Entzündungen der Venen

Edelstein

Achat

Achate stabilisieren die Konzentration und wirken harmonisierend. Sie sind auch als Schutzstein bekannt, denn sie aktivieren die Erinnerung und wirken friedensfördernd, um mit »alten« seelischen Wunden abzuschließen. Der Achat gibt neuen Mut.

Das elfte Gebet

Heiliger Eustachius

Biss, Stich und Brand
nesslige Sucht, kehrt aus
hinweg mit euch, ergreift die Flucht.

Biss, Stich und Brand
nesslige Sucht, kehrt aus
hinweg mit euch, ergreift die Flucht.

Biss, Stich und Brand
nesslige Sucht, kehrt aus
hinweg mit euch, ergreift die Flucht.

So soll es sein!

Im Namen des Vaters und des Sohnes
und des Heiligen Geistes.

Amen.

Hilft bei

- Verbrennungen
- Nesselsucht
- Medikamentenunverträglichkeit
- Sonnenbrand
- Bienen und Wespenstichen
- allen Allergien

Edelstein

Rhodonit

Der Rhodonit bringt uns dazu, Veränderungsprozesse (neue Arbeit, Umzug) besser zu akzeptieren und zu verkraften. Er fordert uns auf, mehr Freude und Zuversicht in unser Leben zu lassen. Bei seinem Träger bringt er Selbstverwirklichung. Die Kräfte des Rhodonit helfen besonders gut bei Kindern und Jugendlichen, auch bei Prüfungsangst (Prüfungsstein).

Das zwölfte Gebet

Heiliger Achatius

Schmerz im Gelenk
Entzündung der Knochen
befreie von Leid, verringer die Zeit
schick sie fort von diesem Ort.

Schmerz im Gelenk
Entzündung der Knochen
befreie von Leid, verringer die Zeit
schick sie fort von diesem Ort.

Schmerz im Gelenk
Entzündung der Knochen
befreie von Leid, verringer die Zeit
schick sie fort von diesem Ort.

So soll es sein!

Im Namen des Vaters und des Sohnes
und des Heiligen Geistes.

Amen.

Hilft bei

- Rückenschmerzen
- Hexenschuss
- Bandscheibenbeschwerden
- sämtlichen Beschwerden der Wirbelsäule
- Scheuermann-Krankheit
- Trichterbrust
- Morbus Bechterew

Edelstein

Rauchquarz

Der Rauchquarz eignet sich für Menschen, die sehr viel arbeiten. Er löst Verspannungen und hilft Ihnen, Widerstände aufzugeben. Als Meditationsstein ist er ideal , auch um eine sehr gute Verwurzelung in Mutter Erde zu behalten. Er gilt als »Anti-Stress-Stein«.

Das dreizehnte Gebet

Heiliger Ägidius

Zunehmender Mond
das Wasser vertreibt
aus allen Bahnen
zu gleicher Zeit.

Zunehmender Mond
das Wasser vertreibt
aus allen Bahnen
zu gleicher Zeit.

Zunehmender Mond
das Wasser vertreibt
aus allen Bahnen
zu gleicher Zeit.

So soll es sein!

Im Namen des Vaters und des Sohnes
und des Heiligen Geistes.

Amen.

Hilft bei

- Fallsucht
- Ödemen
- Lymphstau
- Bauchwassersucht

Edelstein

Howlith

Der Howlith hilft bei der Gestaltung und Umsetzung Ihrer Pläne und fordert Sie auf, Ihr Leben besser zu beherrschen, besonders wenn Sie dazu neigen, Ihre Pläne aus den Augen zu verlieren. Verbesserung des Gleichgewichtssinns.

Das vierzehnte Gebet

Heiliger Erasmus

Erasmus, bring die Sonne mit
Krankheit trockne aus, Heilung und Liebe entstehe
Sonnenschein kehrt wieder ein
in ein glückliches »Heim« (Körper).

Erasmus, bring die Sonne mit
Krankheit trockne aus, Heilung und Liebe entstehe
Sonnenschein kehrt wieder ein
in ein glückliches »Heim« (Körper).

Erasmus, bring die Sonne mit
Krankheit trockne aus, Heilung und Liebe entstehe
Sonnenschein kehrt wieder ein
in ein glückliches »Heim« (Körper).

So soll es sein!

Im Namen des Vaters und des Sohnes
und des Heiligen Geistes.

Amen.

Hilft bei

- wachsenden Wucherungen jeglicher Art
- Tumoren
- Myomen
- Zysten
- Geschwüren
- Krämpfen
- Koliken
- Magenbeschwerden
- Suchterkrankungen

Edelsteine

Azurit-Malachit

Der Azurit-Malachit bewahrt seine Träger vor seelischen Schwankungen, die oft der Grund schwerer Erkrankungen sind. Innere Konflikte werden rechtzeitig gelöst. Er macht offen für unsere Umwelt und Mitmenschen. Azurit-Malachit schenkt uns Ausstrahlung und die Kraft, Leid und Schmerz leichter zu überwinden.

Tigereisen oder Tigerauge

Tigereisen wirkt rasch bei Müdigkeit und Erschöpfung. Er verleiht sehr schnell Kraft und Vitalität, daher wird er auch »Energiestein« genannt. Dieser Stein ermöglicht uns schnelles Handeln und verleiht Durchhaltevermögen. Er beseitigt Blockaden und stellt damit wieder seelisches Gleichgewicht her. Ersatzweise kann auch Tigerauge genutzt werden, jedoch ist sein Eisenanteil geringer.

Das fünfzehnte Gebet

Heiliger Vitus(Veit)

Glieder zittern
Alltag in Qual
Ruhe kehrt ein, Leiden verschwinde
Licht und Liebe immerdar.

Glieder zittern
Alltag in Qual
Ruhe kehrt ein, Leiden verschwinde
Licht und Liebe immerdar.

Glieder zittern
Alltag in Qual
Ruhe kehrt ein, Leiden verschwinde
Licht und Liebe immerdar.

So soll es sein!

Im Namen des Vaters und des Sohnes
und des Heiligen Geistes.

Amen.

Hilft bei

- Krämpfen
- Parkinson
- Epilepsie

Edelstein

Rutilquarz

Der Rutilquarz wirkt wie ein medizinisches »Antidepressivum«. Sorgen verlieren an Gewicht, denn er stärkt neue Hoffnungen und Ideen. Der Mensch erhält somit neue Zuversicht und Gedankenblitze, die oft Visionen für das weitere Leben sein können. Er wirkt stimmungsaufhellend und löst Blockaden jeglicher Art. Die Energie kann wieder frei fließen. Der Mensch wird aktiver.

Die Anwendung der Heilgebete

Die Voraussetzung einer erfolgreichen Einweihung ist, dass die benötigten Gebete genau nach dem vorgeschriebenen Ritual mit der Hand in ein eigenes Heftchen oder Büchlein von Ihnen selbst hineingeschrieben worden sind. Wurde alles vorschriftsmäßig nachvollzogen, so sind Sie nun eingeweiht. Jetzt steht Ihnen alle Kraft und Energie der Heilgebete zur Verfügung.

Einige der bereits Eingeweihten spürten beim Aufschreiben der Gebete Wärme oder ein Kribbeln im ganzen Körper, aber auch Gefühle der Liebe, zu anderen und zu sich selbst, wurden empfunden. Das muss bei Ihnen nicht ebenso ablaufen, denn kein Mensch gleicht dem anderen, weder in seinen Reaktionen noch in seinen Empfindungen. Menschliche Wesen sind sehr unterschiedlich, und genauso unterschiedlich kann Ihre eigene Erfahrung sein.

Bitte beachten Sie Folgendes:

- Das oberste Gebot bei einer Besprechung ist Ruhe und Konzentration.
- Machen Sie nie eine Behandlung, wenn Sie unter Zeitdruck stehen oder im Stress sind.
- Nehmen Sie sich die Zeit, bis Sie sich völlig entspannt und geborgen fühlen.
- Nun lassen Sie sich Schritt für Schritt führen, und Sie werden erfahren, wie die Heilgebete richtig angewendet werden.

Lesen Sie jedes Gebet in Gedanken nochmals durch und wiederholen Sie am Ende jedes Mal

Im Namen des Vaters und des Sohnes

und des Heiligen Geistes.

Amen.

Sie können diesen Satz auch abwandeln und im Namen Allahs oder im Namen des Universums, im Namen des Lichtes und der Liebe nehmen. Tun Sie, was sich für Sie gut anfühlt.

Aber den Satz »**So soll es sein**« sollten Sie auf keinen Fall verändern. Bei einer Veränderung des Satzes würden Sie die Kraft des energetischen Flusses einbüßen, denn dieser Satz ist sehr alt und hat sehr viel Macht und Energie. Deshalb sprechen Sie diesen Satz langsam und aus vollem Herzen, damit er seine Kraft und Macht entfalten kann.

Hier kann ich nur empfehlen, dass Sie das erste Gebet der vierzehn Nothelfer und das sechste Gebet der Heiligen Barbara auswendiglernen, da Sie diese Gebete bei jeder Besprechung brauchen.

Vorgang der Besprechung bei Eigenbehandlung

Legen oder setzen Sie sich entspannt auf eine Liege oder Couch oder in einen Sessel.

Entspannen Sie sich und ruckeln Sie sich ein wenig zurecht, bis Ihnen die Liege- oder Sitzposition angenehm ist.

Legen Sie beide Hände auf das Sonnengeflecht(Magenhöhe), zuerst die linke und dann die rechte Hand obenauf.

Achten Sie darauf, dass Ihre Hände eine Handbreit oberhalb des Nabels liegen. Oder legen Sie die Hände gleich auf die zu behandelnde Stelle.

Ob Sie die Augen offen oder geschlossen lassen, bleibt Ihnen überlassen.

Sprechen Sie nun in voller Aufmerksamkeit das erste Gebet: »Ihr vierzehn Nothelfer …«

Augenblicklich werden Sie – ausgelöst durch dieses Heilgebet – die Kraft und Energie spüren, wie sie durch Ihre Hände fließen.

Der Kraft- und Energiefluss wird noch einige Minuten anhalten. Während dieser Zeit wird der ganze Körper mit Energie durchströmt. Nach einigen Minuten lässt die Energie nach. Das ist ein Zeichen, dass der Körper im Moment genug aufgenommen hat, er ist sozusagen »aufgetankt«.

Überprüfung des Resultats

Halten Sie nun Ihre Hände im Abstand von etwa zehn Zentimetern über das Sonnengeflecht oder die zu behandelnde Stelle. Wiederholen Sie das Gebet »Ihr vierzehn Nothelfer…«. Jetzt sollten Sie eine angenehm warme Energie und eine belebende Kraft spüren.

Unbefriedigendes Resultat

Falls Sie keine Wärme spüren und sich nicht wohlfühlen, gibt es dafür verschiedene Ursachen.

- Wurden Sie gestört, zum Beispiel durchs Telefon, Türklingel, Kinder und dergleichen?
- Waren Sie unkonzentriert?
- Können Sie sich nur schlecht entspannen?
- Sind Sie beim Sprechen des Gebets in Textschwierigkeiten geraten, etwa steckengeblieben oder haben Sätze verdreht?
- Schossen Ihnen plötzlich Sorgen durch den Kopf?

Falls sich nach mehrmaligem Probieren immer noch kein Erfolg einstellt, sollten Sie möglicherweise noch einmal von vorne beginnen.

Sollte sich dann wieder kein Erfolg einstellen, so bleibt Ihnen noch die Möglichkeit, eine Einweihung vornehmen zu lassen.

Besteht in Ihrem Umfeld keine Möglichkeit zu einer Einweihung, so können Sie mich gerne kontaktieren. Adressangabe befindet sich im Anhang.

Aber vergessen Sie nicht: Wir leben alle auf dieser Erde aus der gleichen Energiequelle. Gehen Sie ins Vertrauen. Sie können das Besprechen erlernen, genau hierfür wurde dieses Buch geschrieben.

Nach einer erfolgreichen Generalprobe können Sie mit diesen beiden Varianten bereits an anderen Menschen arbeiten. Doch bevor es tatsächlich so weit ist, mit dem eigenen Können einem anderen zu helfen, sollte sich eine genügende Anzahl fremder Personen bereiterklären, sich als Probanden von Ihnen zu testen lassen. Selbstverständlich werden Sie und der andere das Fließen der Kraft und Energie spüren.

Nach zehn bis fünfzehn Behandlungen ist bei Ihnen die Empfindung, das Einfühlen, das Vertrauen und die Sicherheit gewachsen, wie die Macht der Besprechung durch Ihre Hände strömt und die Energie der Heilgebete wirkt.

- Wenn Sie die Hände selbst auflegen, werden Sie ein Kribbeln oder Wärme verspüren. Behandeln Sie einen anderen, werden Sie merken, dass die Energie um ein vielfaches stärker ist.
- Sie können Ihre Hände beim Besprechen direkt auflegen oder in einem Abstand von etwa zehn Zentimetern über dem Körper. Das hat keinen Einfluss auf die Heilgebete, sie haben die gleiche Kraft und Energie.

- Legen Sie Ihre Hände einem Kranken, also einer leidenden Person auf, so fließt die Energie zuerst durch Sie und dann durch den anderen Körper, um dort dessen Gesundheitsproblem aufzulösen.
- Behandeln Sie sich selbst, so werden Sie für sich ein Kribbeln oder leichte Wärme spüren.
- Behandeln Sie einen anderen Menschen, so werden Sie gerade am Anfang erstaunt bemerken, dass der Energiefluss um ein Vielfaches stärker ist.

Die Therapie mit den Heilgebeten

Das erste Heilgebet »Heilige vierzehn Nothelfer« wird bei **jeder** Behandlung des Besprechens angewendet, da die Energie dieses Heilgebetes Körper, Geist und Seele für die Heilung zugänglich macht. Heiterkeit, Leichtigkeit und ein Gefühl des Glücks stellen sich ein. Dies ist für jede Heilung notwendig.

Behandelt wird nach Empfinden oder den Möglichkeiten. Es hat keine Bedeutung, ob der andere sitzt, liegt oder kniet. Hauptsache ist, Sie und der zu Behandelnde fühlen sich wohl. Nun legen Sie Ihre Hände auf den Rist des Patienten. Das ist die Oberseite des Fußes bis hin zu den Zehen.

Eines sollten Sie aber beachten. Der andere muss stillhalten, nicht laufen, zappeln, fuchteln oder gar gestikulieren. Machen Sie dem anderen deutlich klar, dass Sie keine Taschenspielertricks benutzen, keinen Hokuspokus machen und keine Handmagie zur Unterhaltung ausführen. Sollte er dennoch seine Haltung nicht ändern, so brechen Sie die Behandlung ab.

Jetzt sprechen Sie in Gedanken **dreimal die drei Strophen des Heilgebets »Heilige vierzehn Nothelfer«**, das heißt, dreimal den kompletten Text, wie auf einer Buchseite geschrieben. Lassen Sie Ihre Hände etwa fünf Minuten auf den Füßen liegen.

Dieses Heilgebet wird bei jeder Besprechung (Behandlung) gesprochen.

Nach diesen fünf Minuten nehmen Sie nun beide Hände von den Füßen. Eine Hand legen Sie auf den Solarplexus (eine Handbreit oberhalb des Bauchnabels) und die andere Hand auf die Lende (Körperrückseite, unterer Rücken). Welche Hand Sie für was verwenden, bleibt Ihnen überlassen.

Belassen Sie Ihre Hände dort und sprechen Sie das sechste Heilgebet »Heilige Barbara«, das eine wichtige Voraussetzung für den Heilungsprozess ist. Es entgiftet und entsäuert den Körper. Nach dem Sprechen des Heilgebetes verweilen Sie mit Ihren Händen noch einige Minuten auf der Stelle. Dieses Heilgebet »Heilige Barbara« verwenden Sie ebenso wie das erste Gebet. **Drei Mal die drei Strophen.**

Dieses Heilgebet wird bei jeder Besprechung (Behandlung) gesprochen.

Nach dem Sprechen des Heilgebets verweilen Sie mit Ihren Händen noch einige Minuten auf den Stellen, Solarplexus und Lende. Empfinden Sie die Heilenergie des Gebetes.

Lassen Sie Ihre Hände auf den Positionen des Körpers liegen, oder wechseln Sie auf die zu behandelnde Stelle.

Dann sprechen Sie das passende Heilgebet zu Ihrem Anliegen: einmal die drei Strophen.

Keine Angst, Sie können beim Besprechen nichts falsch machen. Die Menschen und auch Sie selbst, Sie werden nur die Energie der Heilgebete aufnehmen.

Lassen Sie nach Ablauf der Behandlung Ihre Hände noch einige Minuten auf der gleichen Position liegen.

Wenn Sie sich selbst behandelt haben, so bleiben Sie auf jeden Fall noch einige Minuten liegen, erst dann setzen Sie sich langsam auf und lehnen sich entspannt zurück. Es kann bis zu zehn Minuten dauern, bis Sie wieder in Ihrer normalen Tagesenergie sind.

Aber um Misserfolgen und kleinen Ärgernissen vorzubeugen, möchte ich Sie bitten, das Einstiegsgebet mit den »vierzehn Nothelfern« und das sechste Gebet »Heilige Barbara auswendig zu lernen, solange, bis beide perfekt und mit tiefer Inbrunst gesprochen werden können.

Reihenfolge der Heilgebete

Das erste Heilgebet »Vierzehn heilige Nothelfer«, wird immer zu Beginn einer Behandlung gesprochen, da dieses Heilgebet Ihren Körper und Ihre Energie auf Heilung vorbereitet und die Lebenskraft weckt.

Ebenso das sechste Gebet »Heilige Barbara«. Es ist ausgesprochen wichtig, denn es bringt den Säuregehalt im Blut ins Gleichgewicht. Es dient zur Entgiftung des Körpers und ist die Grundvoraussetzung für einen guten Heilungsverlauf.

Dann das passende Gebet zu Ihrem Anliegen.

Ablauf:

1. Gebet: Vierzehn heilige Nothelfer

drei Mal die drei Strophen

2. Gebet: Heilige Barbara

drei Mal die drei Strophen

3. passendes Heilgebet

ein Mal die drei Strophen

Behandlungsbeispiele

Es ist äußerst wichtig für Sie, dass Sie wissen, welches Heilgebet für welche Anliegen eingesetzt werden kann. Deshalb sind nachfolgend einige Krankheiten, Wehwehchen oder kleine Leiden aufgeführt, die durch Besprechen geheilt werden können. Jedoch werden Menschen nicht grundlos krank. Bedenken Sie bitte immer, dass fast allen Krankheiten seelische Ursachen zugrunde liegen. Mit der Magie des Besprechens werden ohne weiteres Hinterfragen oder Nachsehen lediglich Symptome bekämpft und eliminiert. Das reicht aber nicht aus. Am besten ist, Sie begeben sich auf die Suche nach der Ursache der Krankheit.

Manchmal hilft ein offenes Wort dem anderen bereits, eine Entscheidung zu treffen oder sein Leben zu verändern. Aber mischen Sie sich nicht als Bevormunder ein. Jeder muss für sich selbst entscheiden und handeln.

Stellen Sie nie eigene Diagnosen. Überlassen Sie das den Medizinern. Besprechen Sie keine ungeklärten, diffusen Schmerzen, die alles Mögliche sein könnten. Lassen Sie die Beschwerden durch einen Arzt abklären. Begleitend zur ärztlichen Behandlung kann immer besprochen werden.

Manche Menschen leiden unter verschiedenen Krankheiten, deshalb ist es für die Genesung sehr wichtig, alle Beschwerden bei der Besprechung zu behandeln. Doch Vorsicht! Gehen Sie nicht alles auf einmal an. Eines nach dem anderen, ansonsten könnte sich die Energie zu sehr zerstreuen und der Genesungsverlauf nur langsam voranschreiten.

Warzen

Bei Warzen ist das achte Gebet heiliger »Pantaleon« anzuwenden.

Reihenfolge einer Besprechung:

Besprechen Sie mit dem ersten Heilgebet »Vierzehn heilige Nothelfer«

(drei Mal die drei Strophen);

dann weiter mit dem sechsten Heilgebet »Heilige Barbara«

(drei Mal die drei Strophen);

und danach mit dem achten Heilgebet »heiliger Pantaleon«

ein Mal die drei Strophen,

ein Mal pro Woche, mindestens drei Wochen lang. Bei akuten Beschwerden ist es ratsam, öfters zu besprechen.

Fiebrige Erkältung

Die Beschwerden: Schmerzen, Fieber, Entzündung, Verschleimung, Husten, Schnupfen

Reihenfolge der Besprechung:

Besprechen Sie mit dem ersten Heilgebet »Vierzehn heilige Nothelfer«

(drei Mal die drei Strophen);

dann weiter mit dem sechsten Heilgebet »Heilige Barbara«

(drei Mal die drei Strophen);

anschließend mit dem dritten Heilgebet »Heiliger Blasius«

ein Mal die drei Strophen;

weiter mit dem vierten Heilgebet »Heilige Margareta«

ein Mal die drei Strophen;

und dem siebten Heilgebet »Heiliger Georg« besprechen,

ein Mal die drei Strophen.

Bei akuten Erkältungskrankheiten wird drei Mal innerhalb von drei Tagen besprochen.

Insektenstich

In der Regel reicht es völlig aus, nur mit dem elften Gebet »Heiliger Eustachius« zu besprechen.

Ein Mal die drei Strophen.

Legen Sie das Amulett oder den passenden Heilstein (Rhodonit) auf die Stichwunde.

Oft reicht eine Besprechung völlig aus. Der Insektenstich hört auf zu jucken, und die Schwellung klingt ab oder kommt kaum zum Tragen.

Werden Sie hingegen vom mehreren Wespen, Bienen Hornissen oder für uns Menschen giftigen Insekten gestochen, so ersetzt die Besprechung keine Diagnose oder Behandlung durch einen Arzt, ebenso, wenn Sie Allergiker sind.

Verbrennungen – nur leichte, kleine

Sofort mit dem elften Gebet besprechen: »Heiliger Eustachius«,

ein Mal die drei Strophen.

Hier versteht es sich von selbst, dass bei großflächigen Verbrennungen sofort ein Arzt aufgesucht werden muss. Leichte, kleine Verbrennungen, wenn sich kein Schmutz in der Wunde befindet, können Sie selbst behandeln.

Als heilungsunterstützende Maßnahme ist das Besprechen hervorragend geeignet.

Bitte denken Sie daran: Besprechen ersetzt keinen Arztbesuch.

Schnittwunden

Eine Blutung wird mit dem vierten Gebet »Heilige Margareta« behandelt. Dieses Heilgebet wirkt wahre Wunder; es ist auch bei Nasenbluten anzuwenden.

In Notfällen, wo es auf sofortige Hilfe ankommt, kann auf das erste und sechste Gebet verzichtet werden. Bei den nachfolgenden Behandlungen werden sie wieder eingesetzt.

Anzuwendende Reihenfolge nach der Notfall-Besprechung:

Beginn mit dem ersten Gebet »Vierzehn heilige Nothelfer
(drei Mal die drei Strophen);

dann das sechste Gebet »Heilige Barbara«
(drei Mal die drei Strophen);

anschließend weiter mit dem vierten Heilgebet »Heilige Margareta«,

ein Mal die drei Strophen.

Bei akutem Zustand kann sofort und in dreistündigen Abständen besprochen werden, solange, bis der Schmerz vergeht.

Genau wie bei Verbrennungen sind hier nur leichte Schürf- und Schnittwunden mit geringer Tiefe selbst zu behandeln, ansonsten ist die Besprechung zur unterstützenden Behandlung nach einem Arztbesuch gedacht.

Eine Besprechung ist kein Arztersatz, sondern eine unterstützende Maßnahme.

Nicht nur Krankheiten können besprochen werden, sondern auch Gegenstände, etwa eine Wohnung, ein Haus, die Partnerschaft, das Glück oder ein Gegenstand, der als Schutzschild dienen soll.

Besprechen eines Amuletts oder eines Steines als Schutzsymbol

Die Voraussetzung für diese Arbeit ist, dass Sie bereits eingeweiht sind oder sich haben einweihen lassen. Ansonsten könnte es sein, das es zwar hilft, aber die Effizienz zu wünschen übrig lässt.

Als erstes müssen Sie den Gegenstand einer Reinigung unterziehen, wie auf Seite 60 beschrieben. Dann ist Ihr Stein oder Amulett neutral.

Dann zünden Sie eine Kerze an und halten das Amulett oder Ihren Stein in der linken Hand (Herzseite).

Schließen Sie die Augen und begeben Sie sich ein paar Minuten in die Ruhe.

Beten Sie das erste Gebet »Vierzehn heilige Nothelfer«, drei Mal die drei Strophen, und visualisieren Sie um sich herum eine leuchtende Hülle aus Licht, bis Sie das Gefühl haben, gut aufgehoben und geschützt zu sein.

Wenn Sie das gemacht haben, nehmen Sie Ihren Stein oder Ihr Amulett in beide Hände und pusten kräftig darauf, während Sie: »So soll es sein« denken oder laut sagen.

Kehren Sie nun langsam wieder in Ihren Alltag zurück. Ihr Schutzamulett ist jetzt programmiert. Das hilft dann in vielerlei Situationen, wenn Sie es berühren.

Besprechen von Haus oder Wohnung

Die Türschwelle eines Hauses oder einer Wohnung ist der Übergang vom Außen ins Innen; sie soll natürlich ausreichend starken Schutz bieten, etwa vor Dieben, unangenehmer Post, nervenden Anrufen, ungebetenen Gästen oder ähnlichem.

In den vergangenen Jahrhunderten waren sich die Menschen dessen stärker bewusst als heute. Gerade in den christlichen Regionen, vornehmlich in katholischen Gebieten, gab es am 6. Januar, dem Feiertag der Heiligen drei Könige Kasper, Melchior und Balthasar den Brauch, die obere Türschwelle mit dem Buchstaben K+M+B zu versehen. Dadurch sollten Haus und Hof geschützt sein. Symbolisch gesehen war der Schutz für ein Jahr gedacht und musste demzufolge jedes Jahr erneuert werden.

Genauso verhält es sich mit unserem Besprechen von Haus, Wohnung und Anwesen. Nichts hält ewig; und wenn es noch so weiß oder so rein ist, im Laufe der Zeit vergraut es. Rechnen Sie in dem Fall mit einer maximalen Schutzzeit von einem Jahr. Dann sollte der Schutz erneuert werden.

Das Besprechen bietet Ihnen den Vorteil, dass Sie nicht mehr an den 6. Januar gebunden sind, sondern Ihren Tag frei wählen können.

Ritual

Sie benötigen dafür:

- eine mittlere Schüssel aus Glas oder Keramik
- etwa 300 bis 500 Gramm grobes Haushaltssalz, je nach Größe des Hauses oder der Wohnung
- kleine Schüsselchen, eines für jeden Raum.

Füllen Sie nun das Salz in Ihre Schüssel und halten Sie diese dann in beiden Händen. Lassen Sie Ihren Geist ein paar Minuten zur Ruhe kommen und bitten Sie um Frieden, Freude, Schutz und Harmonie für Ihr Heim.

Beten Sie dann das Gebet »Vierzehn heilige Nothelfer«, drei Mal die drei Strophen, anschließend pusten sie kräftig über das Salz und sagen voller Inbrunst: »So soll es sein.«

Sollten Sie ein Haus oder Wohnung oder einen Gegenstand eines anderen Menschen besprechen, so reicht in der Regel das Gebet mit den »Vierzehn heiligen Nothelfern« aus, ein Mal die drei Strophen gesprochen.

Nun können Sie das Schutzsalz in die kleinen Schüsselchen füllen und in alle Räume verteilen. Es kann eine bezaubernde Dekoration sein, wenn Sie eine Kerze daraufstellen. Wenn Sie das nicht mögen, so streuen Sie ein paar Körner in jeden Raum (Keller nicht vergessen). Den Rest füllen Sie in ein Glasbehältnis mit Schraubverschluss und stellen es weg. Nach einem Jahr sollten Sie es allerdings in der freien Natur entsorgen.

Erneuern Sie Ihr Besprechungsritual etwa ein Mal im Jahr.

Auch ein Lavendelbusch vor Ihrer Haustür ist geeignet, um negative Energien fernzuhalten, ebenso ein grüner Farn hinter Ihrer Eingangstür. Lavendel und Farn können Sie natürlich auch besprechen.

Besprechen von Partnerschaften

Sie benötigen dafür:

- zwei Rosenquarz Steine (Größe: beide in eine Hand passend)
- ein Foto, das Sie beide glücklich zeigt.

Unterziehen Sie die Rosenquarzsteine einer Reinigung, wie auf Seite 60 beschrieben ist. Dann nehmen Sie beide Steine in Ihre linke Hand. Gehen Sie ein paar Minuten in die Ruhe. Visualisieren Sie sich und Ihren Partner in Liebe. Stellen Sie sich eine Umarmung vor oder wie Sie sich küssen. Stellen Sie sich diese Bilder so lange vor, bis das Gefühl, von Liebe ganz erfüllt zu sein, Sie durchdrungen hat.

Beten Sie nun das Gebet »Vierzehn heilige Nothelfer«, ein Mal die drei Strophen. Sie können auch den heiligen Cornelius oder den heiligen Valentin hinzubitten, auf dass Sie Ihnen helfen, in Ihrer Partnerschaft Freude und Harmonie herzustellen. Pusten Sie kräftig über Ihre Rosenquarze und denken oder sagen sie: »So soll es sein.«

Kehren Sie nun langsam wieder in Ihren Alltag zurück. Sie können die Steine vor das Foto legen, das Sie beide glücklich zeigt; oder sie bringen alles zusammen ins Schlafzimmer. Achten Sie bitte darauf, dass die Steine zusammenbleiben und sich berühren.

Heilamulett der Heiligen Nothelfer

Um ein Amulett selbst anzufertigen, benötigen Sie eine sehr dünne Schnur oder einen dünnen Faden, rund 50 cm lang, und die unten angegebenen Heilsteine. Ferner brauchen Sie noch kleine Bergkristallkugeln, etwa 30 Kugeln oder 50 Splitter als gelochte Steine zum Auffädeln. Die Steine sollten etwa 6 bis 8 mm Durchmesser haben. Für den Abschluss des Amuletts besorgen Sie sich noch einen größeren Bergkristall mit einem Durchmesser von 12 bis 15 mm.

Edelsteine	Heilige Helfer
Bergkristall	Vierzehn Nothelfer
Schneeflockenobsidian	Christopherus
Chalzedon	Blasius
Rosenquarz	Margareta
Lapislazuli	Katharina
Heliotrop	Barbara
Prasem	Georg
Amethyst	Pantaleon
Jade	Dionysius
Achat	Cyriacus
Rhodonit	Eustachius
Rauchquarz	Achatius
Howlith	Ägidius
Azurit-Malachit, Tigereisen, Tigerauge	Erasmus
Rutilquarz	Vitus(Veit)

Reinigung der Edelsteine

Nach dem Kauf der Steine müssen diese gereinigt werden, bevor sie weiter verarbeitet werden. Halten Sie die Steine unter fließendes Wasser, solange bis Sie das Gefühl haben, es ist genug. Breiten Sie ein schönes Tuch auf einer freien Fensterbank aus. Danach legen Sie die Steine auf die Fensterbank in die Sonne. Falls der Himmel bedeckt ist, reicht das Tageslicht aus, um eine gute Wirkung zu erzielen. Die Heilsteine sollten 24 Stunden dort ungestört liegengelassen werden. Es ist wichtig, dass sie sich mit Sonnen und Mondenergie aufladen, um ihre heilende Wirkung voll zu entfalten.

Herstellung des Heilamuletts

Nehmen Sie nun eine Schnur und knoten Sie als erstes den großen Bergkristall an ein Ende an. Machen Sie einen dicken Knoten. Dann folgt der erste Heilstein, dann wieder ein Knoten, dann ein Bergkristall. Die Reihenfolge der Heilsteine spielt keine Rolle, es soll Ihr individuelles Amulett sein; es soll nur immer ein Heilstein, ein Bergkristall, ein Heilstein, ein Bergkristall usw. sein, bis das Heilamulett die richtige Größe für eine Halskette hat. Diese können Sie in einem eigens dafür vorgesehenen kleinen Beutelchen am Körper oder als Kette um den Hals tragen. Sie können es auch als Schutzschild hinter Ihrer Eingangstür oder im Auto aufhängen, je nachdem, für welchen Zweck es besprochen wurde.

Wenn Sie nicht die Möglichkeit oder die Zeit haben, ein Nothelferamulett selbst herzustellen, bieten wir Ihnen auf Seite 105 eine Alternative an.

Wenn Sie in Zukunft Ihr Heilamulett entladen oder umprogrammieren wollen, so führen Sie erneut eine Reinigung durch.

Aktivierung des Nothelferamuletts

Nach der Reinigung sollten Sie das Ritual, um Ihr Amulett zu aktiveren, an einem Sonntag durchführen.

Halten Sie das Amulett in Ihren Händen und sprechen Sie das Gebet der vierzehn Nothelfer.

Zu dem ersten Heilgebet können Sie auch das passende Gebet zu Ihrem Anliegen sprechen.

Wenn Sie Ihr Amulett neu programmieren wollen, führen Sie eine Reinigung wie auf Seite 60 beschrieben durch.

- Bei akuten Beschwerden, ist es von Vorteil, das Nothelferamulett immer bei sich tragen.
- Um den Hals getragen, hat das Amulett mit den vorgegebenen Steinen eine große Schutzwirkung und bringt Ihnen Lebensfreude und Heiterkeit.
- Bei Ängsten, Depressionen oder schlechten Träumen können Sie das Amulett auf den Nachtschrank oder unter das Kopfkissen legen. Es hilft auch sehr gut beim Loslassen von Trauer, Wut und anderen Problemen der Seele.
- Das Amulett ist auch ein Schutzschild für Haus und Wohnung und ein guter Begleiter in Ihrem Fahrzeug.

Engel und Heilige um Hilfe bitten

Manche Menschen sind von Engelscharen und aufgestiegenen Meistern umgeben. Sie wollen bei uns sein und sind bereit, uns zu helfen. Doch ein universelles Gesetz lautet: Kein Engel oder Heiliger darf in das Leben eines Menschen eingreifen, ohne dass sie darum gebeten werden; einzige Ausnahme sind lebensgefährliche Situationen, wenn unsere Zeit hier auf Erden noch nicht abgelaufen ist.

Engel und Heilige hören Gebete Ihres Herzens, sie können jederzeit gerufen werden. Sie müssen es nur tun, denn sie sind für alle Menschen gleichermaßen da.

Dafür werden hier zwei Möglichkeiten genannt: zum einen das Bittgebet und zum anderen die sogenannte »Bittschrift«. Es ist gleichgültig, für welche Methode Sie sich entscheiden, aus reinem Herzen funktionieren sie beide.

Niederschrift

Halten Sie nichts zurück. Notieren Sie alle Ihre Ängste und Sorgen.

Inneres Gespräch

Inneres Anrufen des Heiligen ist, es einfach intensiv zu denken.

Lautes Sprechen

Sie können auch laut zu den Heiligen und Engeln sprechen.

Das Spüren der Engel und Heiligen

Sie können ihre Gegenwart als eine leichte Berührung auf Ihrem Gesicht, Ihren Schultern, Armen oder Händen spüren. Bei manchen stellt sich ein Wärmegefühl ein.

Das Sehen der Engel und Heiligen

Ein aus den Augenwinkeln wahrgenommenes Glitzern von weißem, blauem oder grünem Licht signalisiert Ihnen, dass sie in der Nähe sind. Es kann auch ein leuchtender Schatten sein, der sich schnell bewegt.

Das Hören von Engeln und Heiligen

Das ist der erste Gedanke, der Ihnen in den Sinn kommt, bevor Sie mit dem Denken beginnen. Das ist wie ein Geistesblitz oder eine Idee, die Ihnen spontan einfällt. Am besten funktioniert das in der Ruhe der Natur oder in der Meditation.

Manchmal kommt es vor, dass nicht nur Engel und Heilige zu uns kommen, um uns Trost und Hilfe anzubieten. Es können auch Geistführer sein. Das sind meist Verstorbene, die uns auf liebevolle Weise beistehen, etwa Uroma, Oma oder Opa. Sie machen sich oft durch Gerüche bemerkbar; vielleicht riechen Sie ihr Parfum, das After Shave oder den Duft ihrer Lieblingsblume.

Ausführen der Bittgebete

Ihr Wunsch ist unmissverständlich zu formulieren. Ich will … ist *nicht* der richtige Weg. Damit signalisieren Sie »Wollen«, und somit bleibt es auch beim »Wollen«, und Sie hängen in der Warteschlange fest. Seien Sie wirklich ehrlich zu sich selbst. Machen Sie sich nichts vor. Lernen Sie, Ihre Gedanken und Gefühle von negativ auf positiv umzustellen.

Beispiele

Heiliger (Name), gib mir die Kraft, einen Weg zu finden, um (Anliegen) zu erreichen.

Heiliger (Name), hilf mir dabei (Anliegen).

Heiliger (Name), von nun an werde ich (Anliegen).

Heiliger (Name), ich beginne nun (Anliegen).

Diese Bitten sollen Ihre ganze Energie enthalten, beenden Sie immer mit dem Satz:

»So soll es sein.«

Anschließend beten Sie ein »Vater Unser«. Dieses Gebet hat eine ganz große Macht. Es ist in allen Sprachen dieser Welt übersetzt worden und in allen Religionen dieser Welt zu finden. Beten Sie es aus vollem Herzen, und Sie werden erhört werden.

Nach meiner Erfahrung sind schon oft Ereignisse eingetroffen, die man als Wunder bezeichnen kann.

Vaterunser

Vater unser im Himmel,
geheiligt werde dein Name.
Dein Reich komme.
Dein Wille geschehe,
wie im Himmel so auf Erden.
Unser tägliches Brot gib uns heute.
Und vergib uns unsere Schuld,
wie auch wir vergeben unseren Schuldigern.
Und führe uns nicht in Versuchung,
sondern erlöse uns von dem Bösen.
Denn dein ist das Reich und die Kraft
und die Herrlichkeit in Ewigkeit.
Amen.

Ausführen einer Bittschrift

Natürlich können Sie auch eine Bittschrift verfassen. Schreiben Sie diese auf jeden Fall handschriftlich, denn so ist Ihre Energie darin.

Nehmen Sie ein leeres Blatt Papier ohne Linien und verfahren Sie wie bei den Bittgebeten:

- für allgemeine Anliegen ein weißes Blatt Papier,
- für Liebesangelegenheiten ein rosa oder hellrotes Blatt Papier,
- für finanzielle Angelegenheiten ein grünes Blatt Papier,
- für berufliche, kommunikative Angelegenheiten ein blaues Blatt Papier.

Und am Ende Ihrer Bittschrift schreiben Sie immer den kraftvollen Satz

»So soll es sein.«

Bedanken Sie sich für die Erfüllung Ihres Wunsches und unterschreiben Sie mit Ihrem Namen.

Wenn Sie wollen, können Sie auch Rosenblätter, ein Bild von Ihrem Herzensmann, Ihrer Herzensfrau, eine Münze für finanzielle Angelegenheiten oder einen Gegenstand wie einen Ohrring, den Sie noch haben, wenn Sie den andern verloren haben. Sie können auch Symbole oder Zeichen auf die Bittschrift malen. Ihnen sollte es gefallen und ein gutes Gefühl geben. Nun bleibt es Ihnen überlassen, Ihre Bittschrift ganz nach Ihrem Geschmack zu gestalten. Stecken Sie nun alles in einen Briefumschlag, schreiben das Datum darauf und legen Sie ihn in Ihr Lieblingsbuch oder in eine Schatulle. Damit ist Ihr Wunsch abgegeben.

Doch halt: das Vaterunser beten nicht vergessen!

Nach Erfüllung des Wunsches, verbrennen Sie die Bittschrift. Damit geben Sie die Energie wieder frei ins Universum zurück.

Thema Liebe

Für Liebesangelegenheiten legen Sie sich rosafarbenes oder rotes Papier, eventuell Rosenblätter, ein Foto der Person oder einen anderen persönlichen Gegenstand zurecht.

Sie finden auf Seite 84, 85 den passenden Heiligen oder aufgestiegenen Meister für Ihr Anliegen, in unserem Falle wäre es Cornelius oder Valentin. Entscheiden Sie, wen sie anrufen wollen, oder rufen Sie beide an, das ist auch möglich.

So könnte Ihr Musterbrief lauten, wenn bislang nur Blickkontakt, ein erkennbares Interesse oder nur allgemeine Kommunikation mit starker Anziehungskraft von beiden Seiten, auch auf der seelischen Ebene, gegeben ist.

1. Bittschrift (Datum)

Heiliger Cornelius, hilf uns, dass wir, (Ihr Name) und (der andere Name), ein Paar werden. Hilf uns dabei, dass wir einen gemeinsamen leichten Weg finden, uns anzunähern, und lass die Liebe in unser Leben einziehen.

Bitte lass meinen Wunsch Wirklichkeit werden.

So soll es sein.

Danke.

(Unterschrift)

2. Bittschrift (Datum)

Heiliger Cornelius und Heiliger Valentin, bitte helft mir dabei, (Ihr Name), den passenden Partner in mein Leben zu ziehen. Er soll mich aufrichtig lieben und in Treue, in guten und schlechten Zeiten zu mir halten, so, wie ich ihn aufrichtig lieben werde und in guten und in schlechten Zeiten zu ihm halten will. Dies ist mein innigster Wunsch(hier können Sie noch Eigenschaften und Gefühle dazuschreiben).

Bitte lasst meinen Wunsch Wirklichkeit werden.

So soll es sein.

Danke.

(Unterschrift)

Nun können Sie Ihre Bittschrift noch ganz individuell nach Ihrem Geschmack gestalten mit Herzen bemalen oder mit Rosenblättern bestreuen. Stecken Sie die Bittschrift in einen Briefumschlag und beten Sie anschließend ein Vaterunser.

Thema Beruf

Bittschrift (Datum)

Für berufliche Anliegen, Prüfungen und dergleichen nehmen Sie ein blaues Blatt Papier. Hier können Sie unter den Nothelfern für die Berufspatronate auswählen.

So könnte nun Ihr Musterbrief lauten, wenn Sie zu einem Vorstellungsgespräch gehen und Sie die angebotene Stelle gerne haben möchten, weil Sie sie schon kennen oder sie genau Ihren Wünschen entspricht.

Vorstellungsgespräch in einem Büroberuf

Heilige Katharina, hilf mir dabei, dass mein Vorstellungsgespräch am (Datum) bei (Firma) erfolgreich verläuft. Ich wünsche mir diese Arbeitsstelle von ganzem Herzen, denn ich bin der Meinung, dass ich eine wunderbare Mitarbeiterin für diese Firma sein kann. Heilige Katharina, hilf mir auch dabei, dass mir meine neue Arbeitsstelle gefällt und ich die Arbeit freudig und spielend leicht bewältige. Freundliche, nette Arbeitskollegen wären mir auch noch ganz wichtig.

Lass meinen Wunsch Wirklichkeit werden.

So soll es sein.

Danke.

(Unterschrift)

Stecken Sie die Bittschrift in einen Briefumschlag und beten Sie dann ein Vaterunser.

Bewahren Sie die Bittschrift im Schrank oder in Ihrem Lieblingsbuch auf. Nach Eintreten des Wunsches verbrennen Sie die Bittschrift; so geht die Energie ins Universum zurück.

Glaube und Vertrauen

Die Schöpfung, Engel, Heilige und aufgestiegene Meister und Lichtwesen, die das Universum für uns bereithält, wollen niemals Schaden zufügen. Es wird nur vorurteilsfrei das ausgeführt, was der Mensch sich wünscht, beziehungsweise, was er glaubt oder worauf seine Aufmerksamkeit gerichtet ist. Daher ist es von Vorteil, auf seine Gedanken und Worte zu achten.

Das Universum will natürlich, dass es Ihnen gutgeht, und es erfüllt selbstverständlich Ihre Wünsche. »Dein Wunsch ist mir Befehl«, so wird es ausgeführt. Leider fragt fast niemand: »Hallo, ihr da oben, was haltet ihr davon?« Deshalb können und dürfen sie auch nicht über unseren Kopf hinweg eingreifen, außer wenn sehr stark für einen Menschen oder eine Sache gebetet wird. Sehr erfolgreich sind auch Gebete in der Gruppe, auch Gebetsketten oder das Beten an Kraftorten wie Kirchen, Kapellen oder an heiligen Orten.

Gebete sind wie ein andächtiges Innehalten, ein Abschalten von Lärm, Hektik und Stress. Begeben Sie sich in das Urvertrauen, nehmen Sie sich selbst wieder wahr und behandeln Sie Ihren Körper mit viel Liebe. Gönnen Sie ihm Ruhe, machen Sie es sich gemütlich, zünden Sie eine Kerze an und entspannen Sie sich. Denn Sie sind wichtig und ein Teil des Ganzen. Glauben und vertrauen Sie, dann wird Ihnen geholfen.

Schlusswort

Das Bild eines Schutzengels, eine Heiligenstatue oder ein Kreuz haben früher in keinem Haus gefehlt. Im Laufe der Zeit ist uns vieles abhandengekommen. Wir haben das Beten verlernt, und oft war es uns gleichgültig, ob es irgendwelche Bilder im Haus gab, die uns Kraft und Stärke hätten geben können.

Es gab oft nur eine Devise: Geld verdienen, Karriere machen, ganz gleich, wer oder was dabei auf der Strecke bleibt. Lange Jahre hat uns die »Ellenbogengesellschaft« in Atem gehalten; Augen zu und durch, war das oberste Gebot. Doch nach vielen lehrreichen Erfahrungen sind wir nun wieder dabei, uns zu besinnen und die göttliche Kraft in unseren Alltag mit einzubeziehen. Wir erinnern uns der aufgestiegenen Meister, Engel, Schutzgeister und daran, sie um Hilfe zu bitten. Die Magie des Alltags hält wieder Einzug in unser Leben. Aber was ist Magie?

Magie ist so alt wie die Welt. In alten schriftlichen und mündlichen Überlieferungen, auch bei Ausgrabungen auf der ganzen Welt, begegnen wir überall Bestandteilen magischer Handlungen. Das Opfern und Entzünden von Kerzen gehört ebenso zur Magie wie das Räuchern mit Harzen und Kräutern. Dort, wo sich Religion und Glaube verbinden, wird Magie ausgeübt. Wer die Augen im täglichen Leben offenhält, entdeckt überall Zeichen magischer Handlungen, zum Beispiel ein Christophorus-Amulett im Auto, Kreuzanhänger an Ketten, Talismane, Eheringe und so weiter. Solche Zeichen gehören selbstverständlich in unseren Alltag, sie sind jedoch alle Beispiele magischer Handlungen.

Magie ist altes Wissen, ein Bindeglied zwischen dem Menschen und dem Universum, das uns helfen kann, unser Leben zu verwandeln.

Selbstverständlich können Rituale nicht alle Probleme aus der Welt schaffen, aber ein liebevoll ausgeführtes Ritual dient der praktischen Förderung des gewünschten Ziels. Die wichtigste

Grundregel hierbei ist: Tue, was du willst, aber schade niemandem.

Ihre

Christiane Stamm (vormals Herber)

Berufspatronate der vierzehn Nothelfer

In früheren Jahrhunderten und auch heute noch glauben viele Menschen an die Kraft und den Schutz der Heiligen. Nachstehend sind die Berufsgruppen aufgeführt, die unter dem besonderen Schutz des jeweiligen Heiligen stehen. Manche Heilige teilten sich den Schutz einer Berufsgruppe. Da wäre es zum Beispiel gleichgültig, ob Sie als Krankenschwester die Heilige Magareta oder den Heiligen Pantaleon anrufen.

Heiliger Christopherus

Kraftfahrer, Reisende, Gärtner, Buchbinder, Sportler, Seefahrer, Zimmerer, Autoschlosser, Postbedienstete, Paketfahrer, Druckereien.

Heiliger Blasius

Musiker, Bäcker, Müller, Gipser und Verputzer, Schneider, Schuhmacher, Maler und Lackierer, Uhrmacher.

Heilige Margareta

Bauern, Hirten, Hebammen, Viehzüchter, Krankenschwestern, Pflegepersonal.

Heilige Katharina

Philosophen, Lehrer, Studenten, Rechtsanwälte, Notare, Friseure, Bibliothekare, Näherinnen, Büroberufe, Verleger, Autoren, Dolmetscher, Verkäufer.

Heilige Barbara

Bergleute, Architekten, Geologen, Archäologen, Maurer, Dachdecker, Elektriker, Metzger, Köche, Bauern, Steinmetze, Internetfachleute, Informatiker, Telefonarbeiter.

Heiliger Georg

Wanderer, Soldaten, Bauern, Pfadfinder, Artisten, Schmiede, Dreher, Fräser, Werkzeugmacher und alle weiteren metallverarbeitenden Berufe.

Heiliger Pantaleon

Ärzte, Hebammen, Krankenschwestern, Pflegepersonal, Tierärzte, Heilpraktiker.

Heiliger Dionysius

Polizisten, Detektive, Wachleute , Schützen.

Heiliger Cyriacus

Weinbauern, Arbeitslose, körperlich schwer Arbeitende, Lagerarbeiter.

Heiliger Eustachius

Förster, Jäger, Holzfäller, Waldarbeiter, Lebensmittelhändler, Klempner, Bäcker oder Metzger.

Heiliger Achatius

Soldaten, Polizisten , Wachberufe.

Heiliger Ägidius

Hausfrauen und Mütter, Hirten, Jäger, Erzieher, Heilerzieher.

Heiliger Erasmus

Drechsler, Tischler, Seeleute, alle holzverarbeitende Berufe.

Heiliger Vitus (Veit)

Gastwirte, Apotheker, Schauspieler, Bierbrauer, Bergleute, alle Berufe im Medienbereich, Fernsehen, Radio, Journalisten, Fotografen, Chemiker, Laboranten.

Kurzbiographie der Patronatsheiligen

Heiliger Christophorus

Gedenktag: katholisch 25. Juli, evangelisch 24. Juli

** in Kanaan oder in Lykien (Türkei)*

† ca. um 250

Über den heiligen Christopherus werden viele Legenden erzählt; die bekannteste unter ihnen ist die des »Christusträgers«, wovon sich der Name des Heiligen herleitet.

Christophorus wird als ein großer und stark gebauter Mann beschrieben, der die Aufgabe übernommen hatte, mit Hilfe einer großen Stange auf seinen Schultern Menschen über den Fluss zu tragen. Eines Tages erblickte er einen kleinen Jungen, der von ihm hinübergetragen werden wollte. Während er das Kind auf seinen Schultern über den Fluss trug, wurde es immer schwerer, und die Last erschien ihm am Ende schier unerträglich. Am Ufer angekommen sagte ihm das Kind: »Mehr als die Welt hast du auf deinen Schultern getragen.« Christophorus erkannte in dem Kind Christus.

Der Junge drückte Christophorus unter Wasser und taufte ihn auf diesen Namen. Weiterhin befahl er ihm, seinen Stab in die Erde zu stecken. Am Morgen danach erwuchs aus seinem Stab eine Palme.

Heiliger Blasius

Gedenktag: 3. Februar

** im 3. Jahrhundert in Sebaste (heutige Türkei)*

† um 316 in der Türkei

Der Legende nach lebte Blasius während der Christenverfolgung in einer Höhle. Die wilden Tiere des Waldes versorgten ihn mit Nahrung, und Blasius heilte sie von Verletzungen.

Eines Tages wurde Blasius in einen See geworfen; er machte das Kreuzzeichen, und Christus erschien ihm. Beide gingen trokkenen Fußes ans Ufer, während seine Verfolger in den Fluten ertranken.

Blasius war Arzt und Bischof, aber bevor er starb, hatte er ein Anliegen: alle Menschen, die an einer Krankheit litten oder an Beschwerden der Kehle (Hals) sollten erhört werden, wenn sie darum baten. Eine Stimme von oben sicherte ihm die Gewährung der Bitte zu.

Daraus entwickelte sich das Symbol des Segens mit den überkreuzten Kerzen, die in Form eines Andreaskreuzes vor den Hals gehalten werden.

Margarta (Maria von Antiochien)

Gedenktag: katholisch und evangelisch 20. Juli

** Antiochia in Pisidien (heutige Türkei)*

† 305 in der Türkei

Der Name Margareta bedeutet »die Perle«. Der Überlieferung zufolge war sie die Tochter eines Heidenpriesters. Ihr Vater jedoch verleugnete sie, als er bemerkte, dass sie sich zum christlichen Glauben bekannte.

Margareta wurde in kochendes Öl getaucht und mit Fackeln verbrannt, aber ihr geschah nichts, und sie blieb unverletzt. Die Menschen waren so beeindruckt, dass sie sich zum Christentum bekannten und sich taufen ließen.

Heilige Katharina von Alexandria

Gedenktag: katholisch und evangelisch am 25. November

** in Zypern (?)*

† 306 (?) in Alexandria, Ägypten

Der Name Katharina bedeutet »die Reine«. Der Legende zufolge war die schöne und gebildete Katharina die Tochter des Königs Costus von Zypern.

Alle Männer, die um ihre Hand anhielten, wies sie jedoch zurück. Durch einen Eremiten erhielt Katharina den Hinweis, dass Jesus ihr wahrer Gemahl sei. Daraufhin ließ sie sich taufen. In einer Vision erlebte sie, wie Jesus ihr einen Verlobungsring an die Hand steckte. Man spricht hier von einer Jungfrauenweihe.

Aufgrund der ablehnenden Haltung dem Kaiser gegenüber – er hatte um ihre Hand angehalten – wurde Katharina schließlich gerädert und dann enthauptet.

Heilige Barbara

Gedenktag: katholisch, evangelisch am 4. Dezember

** im 3. Jahrhundert in Nikomedia (heute Türkei)*

† um 306 (?) in Nikomedia

Der Name Barbara bedeutet »die Fremde«. Barbara war eine sehr schöne und intelligente Frau. Sie hatte einen heidnischen Vater, der sehr eifersüchtig war und sie in einen Turm sperrte, um eine Heirat zu verhindern.

Als er eines Tages auf Reisen war, ist Barbara in ein heidnisches Opferbecken gestiegen, als ihr Johannes der Täufer erschien. Vom Heiligen Geist erleuchtet, erhielt sie die Taufe und wurde zur Christin.

Heiliger Georg, der Märtyrer

Gedenktag: katholisch, evangelisch am 23. April

** im 3. Jahrhundert in der Türkei*

† um 305 in Lod, Israel

Der Name Georg bedeutet »der Landsmann«. Es gibt viele Legenden um den Heiligen Georg.

Eine von ihnen berichtet, dass ein Zauberer ihm ein giftiges Getränk gegeben hatte; aber Georg machte das Kreuzzeichen darüber, und ihm geschah nichts.

Auch als aus einem Bottich heißes Blei austrat und sich über ihn ergoss, geschah ihm nichts. Daraufhin bekannte sich Georg zum Christentum, kniete nieder und begann zu beten. Sogleich fiel Feuer von Himmel und verbrannte Götzenbilder und Tempel.

Bedingt durch seine Taten, sah man in Georg ein Symbol der Ritterlichkeit. Auch heute noch finden am Georgstag Pferdesegnungen statt, und nach altem Brauch werden Umritte veranstaltet.

Heiliger Pantaleon (Pantaleimon)

Gedenktag: katholisch am 27. Juli

** in der zweiten Hälfte des 3. Jahrhunderts in Nikomedia*

† 305 (?)

Der Name Pantaleimon bedeutet »der ganz Barmherzige«.

Der Legende nach war Pantaleimon der Sohn einer Christin und eines Heiden. Man schätzte ihn wegen seiner Heilkräfte, mit denen er schon als Kind ausgestattet war. In Anwesenheit seines Vaters machte er einen Blinden wieder sehend durch seine Gebete zu Christus. Als der Vater das sah, bekannte er sich zum Christentum.

Die Ostkirche verehrt Pantaleimon heute noch als Märtyrer; er zählt dort zu den »heiligen Ärzten«.

Heiliger Dionysius (Denis von Paris)

Gedenktag: katholisch und evangelisch am 9. Oktober

** in Italien*

† nach 250 in dem heutigen Paris

Der Überlieferung zufolge war Dionysius der erste Bischof von Paris. Man schickte ihn mit sechs weiteren Bischöfen zum Missionieren nach Gallien.

Nachdem Dionysius hier angefangen hatte zu predigen, ließ man ihn verhaften, und er wurde enthauptet. Es wird berichtet, dass Dionysius nach seiner Enthauptung mit seinem Kopf in seinen Händen zu dem Ort gegangen ist, an dem er begraben werden wollte.

Heiliger Cyriacus

Gedenktag: katholisch und evangelisch am 8. August

** unbekannt*

† 305, wahrscheinlich in Rom

Der Name Cyriacus bedeutet »dem Herrn gehörig«. Cyriacus wurde um 300 in Rom zum Diakon geweiht.

Der Überlieferung zufolge wurde er zu Artemia gerufen, der Tochter von Kaiser Diokletian. Es hieß, sie sei vom Teufel besessen. Cyriacus heilte Artemia und taufte sie. Bald darauf wurde er nach Persien gerufen, um auch dort die Tochter des Königs von ihrer Besessenheit zu befreien, was ihm auch gelang, und er taufte sie und ihre Eltern. Nachdem Kaiser Diokletian abgedankt hatte, ließen ihn die Heiden enthaupten.

Heiliger Eustachicus (Placidus)

Gedenktag: 20. September

** unbekannt*

† 118, wahrscheinlich in Rom

Der Name Eustachius bedeutet »der Standfeste«. Während der Jagd erschien ihm auf einem Felsen ein Hirsch, der zwischen seinem Geweih den gekreuzigten Christus zeigte. Eustachius hörte, wie Christus zu ihm sagte: »Ich bin Christus, der den Himmel und die Erde erschaffen hat, die Finsternis teilte und das Licht aufgehen ließ.« Noch ein zweites Mal erschien Jesus ihm und seiner Frau. Daraufhin ließ Eustachius sich, seine Frau und seine Kinder taufen; da erhielt er den Namen »Eustachius«.

Heiliger Erasmus (Elmo)

Gedenktag: 2. Juni

** Anfang 3. Jahrhundert in Syrien*

† 303 in Kampanien (Italien)

Der Name Erasmus bedeutet »der Liebenswürdige«. Erasmus war um 300 Bischof von Antiochia. Er versteckte sich sieben Jahre lang und betete währenddessen für die Christen, die zu dieser Zeit großen Verfolgungen ausgesetzt waren.

Die Legende berichtet, dass man Erasmus in einen Kessel mit heißem Öl steckte. Einige Spritzer trafen den Kaiser, der Erasmus um Hilfe anflehte. Völlig unbeschadet stieg Erasmus aus dem heißen Öl.

Er taufte daraufhin Tausende von Menschen; mit seinen Gebeten hielt er Unheil und Not von den Menschen fern. Erasmus lebte als Seelsorger und wurde in seiner Todesstunde von Erzengel Michael geleitet.

Heiliger Vitus

Gedenktag: 15. Juni

** in Mazzara, dem heutigen Mazara (Italien)*

† 304 in Lucanien

Sein Name kommt aus dem Lateinischen und bedeutet »Holz«. Vitus wurde in Mazzara als Sohn eines Heiden geboren. In seiner Kindheit wurde er von seinem Vater immer wieder geschlagen, weil er nicht von seinem Glauben ablassen wollte. Auch später wurde Vitus geschlagen, aber den Menschen, die ihn schlugen, vertrockneten die Arme.

Vitus begann, zu Christus zu beten und heilte seine Peiniger. Sein eigener Vater sperrte ihn zusammen mit Mädchen in ein Zimmer ein und beobachtete ihn durch das Schlüsselloch, worauf er erblindete. Nur durch das Gebet seines Sohnes fand er Heilung.

Heiliger Achatius (Agathius von Byzanz)

Gedenktag: 8. Mai

** in der Türkei*

† 303 / 304 im heutigen Istanbul (Türkei)

Der Name Achatius bedeutet »Gott hält«. Er war Soldat im kaiserlichen Heer. Nach unendlichen Qualen und Martern wurde er unter Kaiser Maximilian hingerichtet.

Heiliger Ägidius (Gilles)

Gedenktag: 1. September

um 640 in Athen

1.September 720 in St. Gilles (Frankreich)

Der Name Ägidius bedeutet »der Schildträger«. Der Legende zufolge lebte Ägidius, ein Mann aus vornehmem Hause, zunächst als Einsiedler. Bei der Jagd wurde er von einem Pfeil des Westgotenkönigs getroffen.

Nach seiner Genesung erlaubte man ihm, ein Kloster zu gründen, die Benediktinerabtei St. Gilles. Der Abtei, gegründet um 680, stand Ägidius als Abt bis zu seinem Tode vor.

Heilige und aufgestiegene Meister

Die Anrufung eines Heiligen oder aufgestiegenen Meisters hilft dem Menschen, akute oder bedrohliche Situationen besser zu meistern. Und oft werden sie so schon im Vorfeld abgewendet. Um alltägliche Anliegen leichter zu ertragen oder eine Heilung des Anliegens zu erreichen, können Sie die nachfolgend aufgeführten Heiligen anrufen. Des weiteren ersehen Sie aus den Kurzbiographien , weshalb diese Personen heiliggesprochen wurden.

gegen Alkoholismus	Johannes der Täufer
gegen Alpträume	Franca von Piacenza
Anschuldigungen, Gerichtssachen, Behörden	Dorothea, Johanna, Maria de la Maille
ausweglosen Situationen und Anliegen	vierzehn Nothelfer
Berufswahl	Aloysius von Gonzaga
bei Diebstahl	Edigna von Puch
gegen Diebstahl	Nikolaus von Myra, Petrus, Philipp von Zell,Gervasius, Protasius
für die Entdeckung von Diebstahl	Helena
für das Wiedererlangen gestohlener Dinge	Nikolaus von Myra
für verlorene Gegenstände	Antonius von Padua
alle Liebesangelegenheiten	Cornelius, Valentin
für eine gute Ehe	Ursula von Köln
für das Eheglück	Andreas
Ehevermittlung	Andreas
bei Eheproblemen	Gangolf

bei getrennten Ehepaaren	Philipp Howard von Armundel
Kinderlosigkeit	Agatha von Catania
Streit	Barnabas
Wohnungssuche	Josef von Nazareth
zur Vermittlung bei Meinungsverschiedenheiten	Expedit (Patron der Schüler und Studenten)
bei Prozessen	Ivo (Yves) Helory
Verleumdung und Unglück	Susanna
Feuergefahren	vierzehn Nothelfer
böse Geister	vierzehn Nothelfer
Prüfungen	Expedit
gute Prüfungen	Josef von Copertino
lernen	Acca von Hexheim, Ambrosius von Mailand
Verkehr, Reisen	Christopherus
Seelenqualen und Seelennöte	Anastasia
finanzielle Angelegenheiten	Corona (Stephana)
Lotterie	Corona (Stephana)
Prophezeiungen, Spiritualität, Vergebung	Pater Pio
Internet	Isidor von Sevilla

Wie Sie sicher bemerkt haben, sind nicht alle Heiligen oder aufgestiegenen Personen mit einem uns geläufigen Nachnamen benannt. Das liegt daran, dass uns nur ein sogenannter Rufname überliefert wurde oder der Heilige sehr bekannt ist, so dass der Nachname keine Rolle spielt.

Kurzbiographie der Heiligen und aufgestiegenen Meister

Wenn Sie sich in Ruhe die Biographien der Heiligen durchlesen, werden Sie selbst aus dieser kurzen Essenz heraus die große Standhaftigkeit, den Mut die Ausdauer, die Beharrlichkeit, die Liebe und die Hingabe, die den einzelnen Schicksalen ihre Prägung verleiht, erkennen. Vielleicht entdecken oder spüren Sie während des Lesens ein besonders intensives Gefühl, so etwas wie eine Verbindung zu einer Person. Sie können dann davon ausgehen, dass diese Schwingung Ihnen besonders guttut.

Johannes der Täufer

Gedenktag 24. Juni

** 24. Juni im Jahre 1 vor Christus bei Jerusalem (Israel)*

† nach 29. in Jerusalem

Sein Name bedeutet »Gott ist gnädig«.

In vielen Legenden wird Johannes als Engel dargestellt. Sein Platz ist an der linken Seite von Jesus Christus. Er war als Prediger unterwegs und verkündete das Evangelium. Der Johannestag wird auch heute noch am 24. Juni gefeiert, er hat damit das keltische Sommersonnenfest überlagert: Das Licht der Sonne wird über die Dunkelheit siegen. Dem Johanniskraut, das um diese Zeit blüht, schreibt man Abwehreigenschaften zu.

Franca von Piacenza

Gedenktag 25. April

** 1173 in Piacenza (Italien)*

† 25. April in Pittolo (Italien)

Ihr Name bedeutet »die Fränkin«.

1206 vermittelte Franca zwischen ihrer Heimatstadt Piacenza und dem Papst den Frieden. Sie lebte und wirkte als eine Benediktinernonne und war ab 1198 Äbtissin des Klosters San Siro in Piacenza.

Aloysius (Luigi) von Gonzaga

Gedenktag 21. Juni

** 9. März 1568 in Italien*

† 21 Juni in Rom

Sein Name bedeutet »der ganz Weise«.

Er wurde von seiner Mutter sehr zur Gläubigkeit erzogen, im zehnten Lebensjahr beschloss er, in ewiger Enthaltsamkeit zu leben. Luigi trat 1585 in einen Jesuitenorden ein. Er beschäftigte sich mit Studien der Theologie, aber hauptsächlich widmete er sich den Kranken und kümmerte sich um das Seelenheil von Jugendlichen, die sich mit allen Problemen an ihn wenden konnten. Während er bei einer Pest-Epidemie die Kranken versorgte, hat er sich angesteckt und verstarb daran.

Edigna von Puch

Gedenktag 26. Februar

** in Frankreich*

† 26. Februar in Puch (heute Ortsteil von Fürstenfeldbruck)

Ihr Name bedeutet »die um Besitz Kämpfende«.

Der Überlieferung zufolge, floh Edigna mit einem Ochsenkarren, als man sie gegen ihren Willen verheiraten wollte. In Bayern beendete sie ihre Flucht und wohnte 35 Jahre lang in einem hohlen Baum. Sie brachte den Anwohnern Lesen und Schreiben bei und kümmerte sich um ihre täglichen Sorgen und Nöte.

Nikolaus von Myra

Gedenktag 6. Dezember

** um 280/286 in der heutigen Türkei*

† um 345/351 in Myra in der heutigen Türkei

Sein Name bedeutet »der Sieger über alles«.

Im Alter von 19 Jahren erhielt er die Priesterweihe und wurde als Abt in der Nähe seines Wohnortes untergebracht. Es gibt viele Legenden vom heiligen Nikolaus. Drei Menschen, die zum Tode verurteilt waren, konnte er retten, als er in einer Vision dem Kaiser erschien und dem Henker sein Beil aus der Hand nahm. Nikolaus ist auch heute noch einer der bekanntesten Heiligen, der durch seine hilfsbereite und uneigennützige Art bekannt wurde. Durch den Brauch, den Kindern am Nikolaustag Geschenke zu bringen, wird er immer in Erinnerung bleiben.

Protasius

Gedenktag 19. Juni

** unbekannt*

† um 300 in Mailand

Sein Name bedeutet »der Vorangestellte«.

Protasius und Gervasius waren als die ersten Märtyrer Mailands bekannt, sie waren Zwillingsbrüder. Als sie sich weigerten, andere Götter anzurufen und Jesus Christus zu verleugnen, ließ der Graf Protasius sie köpfen. Über das Leben von Gervasius und Protasius ist nicht weiteres bekannt.

Gervasius

Gedenktag 19. Juni

** unbekannt*

† um 300 in Mailand (Italien)

Sein Name bedeutet »der Speerknecht«.

Über das Leben von Gervasius ist nur sehr wenig bekannt. Bischof Ambrosius fand die Überreste seiner Gebeine. Ein blinder Mann, der bei der Umbettung der Gebeine half, konnte plötzlich wieder sehen. Bischof Ambrosius wurde an der Seite von Gervasius beerdigt.

Philipp von Zell

Gedenktag 3. Mai
** 8. Jahrhundert in England*
† im 8. Jahrhundert in Zell (Rheinland-Pfalz)

Sein Name bedeutet »der Pferdefreund«.

In Rom empfing Philipp die Priesterweihe. Auf seinem Weg nach Hause ließ er sich bei Worms nieder, dort steht auch heute noch die Michaelskapelle – der Mittelpunkt des Ortes Zell. An Philipps Grabstätte haben sich schon viele Wunder ereignet.

Helena

Gedenktag 18. August
** um 249 in Drepanon Türkei*
† 18. August 329 (?) in Nikodemien *Türkei*

Ihr Name bedeutet »die Leuchtende«.

Der Legende zufolge wurde Helena um 289 vom Kaiser wegen ihrer Herkunft verstoßen. Aber ihr Einfluss blieb. Sie lebte eine Zeitlang im heutigen Trier. Helena war maßgeblich an der Überführung des »Heiligen Rocks« von Jesus und der Gebeine von Matthias beteiligt. Heute ist sie Patronin von Trier, Frankfurt und Pesaro (Italien).

Antonius von Padua

Gedenktag 16. September
** um 1195 in Lissabon*
† 13. Juni 1231 in Padua

Sein Name bedeutet »der vorne Stehende«.

Antonius studierte in Lissabon und wurde dann zum Priester geweiht. 1220 trat er in den Orden der Franziskaner ein, ins Kloster St. Antonius in Olivans. Die Reden, die er hielt, verhalfen ihm zu unglaublicher Ehre. Er hatte die Gabe, sich in seinen Reden so auszudrücken, dass sich alle zu ihm hingezogen fühlten. Der Legende nach vollbrachte er viele Wunder. Papst Gregor nannte ihn »Schatztruhe der heiligen Schrift«.

Cornelius

Gedenktag 16. September
** in Rom*
† im Juni 253 in Italien

Sein Name bedeutet »stark wie ein Horn«.

Cornelius wurde 251 zum Bischof von Rom gewählt. In Nordrhein-Westfahlen erzählt man sich die Legende, dass ein Künstler die Tochter eines Burgherrn heiraten wollte. Der Burgherr sagte, er würde einer Heirat der beiden nur zustimmen, wenn der Papst die Ehe segnete. Cornelius neigte sich vom Altar herab und segnete das Paar.

Valentin von Rom

Gedenktag 21. Oktober
** in England*
† um 304 oder 451 in Köln

Sein Name bedeutet »der Kräftige«.

Den Erzählungen zu folge lebte Valentin als armer aber geachteter Priester. Menschen, die Hilfe und Beistand bei ihm suchten, schenkte er eine Blume aus seinem Garten und jederzeit Gehör. Valentin traute Paare nach christlichem Ritual. Deshalb wurde er enthauptet. Noch heute schenken sich Verliebte am 14. Februar (Valentinstag) Blumen.

Ursula von Köln

Gedenktag 21. Oktober
** in England*
† um 304 oder 451 in Köln

Ihr Name bedeutet »kleine Bärin«.

Ursula war die Tochter des christlichen Königs Maurus. Schon in jungen Jahren beschloss sie, als Jungfrau zu leben. Der Vater versprach seine Tochter dem englischen Fürstensohn Etherius, aber Ursula erbat sich drei Jahre Zeit; in dieser Zeit sollte Etherius im christlichen Glauben unterrichtet und getauft werden, was der Überlieferung nach auch geschah. Doch letztendlich soll Ursula durch einen Hunnenspeer getötet worden sein. Damit wurde sie dann eine Märtyrerin und die Schutzpatronin der Kölner.

Andreas (Apostel)

Gedenktag 30. November

** in Bethsaida – See Genezareth in Israel*

† 30. November 60 (?) in Griechenland

Andreas war der erste Jünger, den Jesus zu sich rief. Der Legende nach befreite er Matthäus und gab ihm sein Augenlicht wieder. Viele Wunder und Heilungen soll Andreas bewirkt haben. Ein Statthalter, den Andreas nicht bekehren konnte, ließ ihn peinigen und band ihn an ein X förmiges Kreuz. So starb er dann nach zwei Tagen. Leider gibt es keinen sicheren Hinweis, in welchem Land es geschehen ist.

Gangolf

Gedenktag 11. Mai

** in Burgund*

† um 760 in Burgund

Sein Name bedeutet »angreifender Wolf«.

Eine Zeit nach seiner Eheschließung fand er heraus, dass seine Frau ihn betrog, aber sie bestritt alles. Er schickte den Priester und Ehebrecher aus dem Land. Gangolfs Frau rief ihn wieder zurück und gab ihrem Geliebten den Auftrag, Gangolf zu töten. Als Gangolf beerdigt wurde, ereigneten sich einige Wunder, aber Gangolfs Frau lachte nur. Ihr Geliebter starb kurz darauf an einer schlimmen Krankheit.

Philipp Howard von Arundel

Gedenktag 19. Oktober

** 28. Juni 1557 in London*

† 19. Oktober 1595 in London

Philipp war der Sohn von Herzog Thomas von Arundel, der hingerichtet wurde. Sein Pate schickte ihn auf die Cambridge Universität. Im Februar 1580 übernahm er die Grafschaft Arundel als Herrscher. Zuerst trat seine Frau Anne Darce 1581 der katholischen Kirche bei und Philipp 1584. Im Königshaus wurde das nicht gerne gesehen. Nachdem er 1589 eine Messe für die Spanier gelesen haben soll, wurde er zum Tode verurteilt.

Agatha von Catania

Gedenktag 5. Februar

** um 225 in Katanien (Italien)*

† 250 in Katanien (Italien)

Ihr Name bedeutet »die Gute«.

Agatha war eine sehr schöne adelige Frau. Als der Statthalter Quintianus sie heiraten wollte, wies sie ihn zurück, weil sie Christin war. Quintianus nutzte die Christenverfolgung und ließ sie verhaften und ins Bordell bringen, damit sie verführt werden sollte. Man quälte und folterte sie, dann zeriss man ihr mit einer Zange die Brüste. In der Nacht erschien ihr Petrus im Kerker mit heilender Salbe. Aber sie hat die Hilfe abgelehnt. Tags darauf starb sie.

Barnabas

Gedenktag 11. Juni

** in Zypern*

† 61 nach Chr. in Zypern

Sein Name bedeutet »Sohn des Trostes«.

Barnabas Geburtsname war eigentlich Josef, den Namen Barnabas erhielt er von den Aposteln. Er lebte seinen Glauben. Barnabas begleitete Paulus bei seiner Missionsreise nach Zypern. Der Überlieferung zufolge heilte er die Kranken, indem er ihnen das Matthäus-Evangelium auflegte, das er immer bei sich trug.

Josef von Nazareth

Gedenktag 19. März

** in Nazareth*

† um 16 (?)

Sein Name bedeutet »Gott hat ihn hinzugefügt«.

Josef stammt laut Altem Testament aus der Familie König Davids, er lebte und arbeitete als Zimmermann und war der Bräutigam von Maria, der Mutter Jesu. Josef zweifelte an der Treue seiner Braut, aber als ihm ein Engelsgesicht erschien und sagte, dass Maria vom »Heiligen Geist« schwanger sei, glaubte er. Wegen einer angeordneten Volkszählung flohen er und Maria nach Bethlehem, wo Jesus in einem Stall geboren wurde. Der 1. Mai ist in vielen Ländern das Fest »heiliger Josef der Arbeiter«. Den Tag hat Papst Pius XII. 1955 eingeführt.

Expedit

Gedenktag 19. April

** in Armenien*

† 303 in Melitene (Türkei)

Sein Name bedeutet »der Befreiende, der Nützliche«.

Expedit wird rund um den Pazifik auf eine Verwechselung hin verehrt. Eines Tages kam ein Schrein aus Rom im Kloster San Paul an, mit der Aufschrift »espedito«, zu deutsch »Aussendung«. Die Nonnen dachten, es handele sich um einen Heiligen. Der Kult um Expedit nahm immer mehr zu. Auf La Reunion gibt es heute noch sehr viele Schreine auf den Bergen und im Wald. Expedit gilt bei den Hindus als die Reinkarnation ihres Gottes Vishnu.

Ivo (Yves) Halory

Gedenktag 19. Mai

** 17. Oktober 1253 in der Bretagne (Frankreich)*

† 19. Mai 1303 in Kermartin (Frankreich)

Sein Name bedeutet »wie Eibenholz«.

Yves begann mit 14 Jahren sein Studium der Theologie, Philosophie und Rechtwissenschaften in Paris. Er wurde 1284 zum Priester geweiht, aber nach einigen Jahren gab er seinen Beruf als Pfarrer auf und widmete sich fortan nur noch den armen, notleidenden Menschen. Seine selbstlose Einstellung brachte ihm den Namen »Anwalt der Armen« ein.

Susanna

Gedenktag 11. August

** unbekannt*

† um 304 in Rom

Ihr Name bedeutet »die Lilie«.

Susannas Vater war Priester, ihr Onkel war Papst Gaius. Weil sie nicht den Sohn des Kaisers Diokletian heiraten wollte, soll man sie im Elternhaus erwürgt haben. Bei Ausgrabungen in Rom haben sie ein Haus aus dem 3. Jahrhundert gefunden. In diesem Haus gibt es eine Wand mit Bildern der heiligen Susanna. Reliquien gibt es heute noch in der Kirche Sankt Susanna in Rom.

Josef von Copertino

Gedenktag 18. September

** 1603 in Copertino (Italien)*

† 18. September in Copertino(Italien)

Josef war ein Franziskanermönch. Er verbrachte Stunden mit dem Erlebnis des Fliegens. Er wurde vom Volk verehrt und vollbrachte viele Wunder. Dieses war den oberen Kirchendienern nicht recht, er wurde dann in ein abgelegenes Kloster versetzt.

Petrus (Apostel)

Gedenktag 29. Juni

** um 1. in Bethsaida (heute Syrien)*

† um 64 in Rom

Sein Name bedeutet »der Fels«.

Petrus, auch bekannt als Simon Petrus, lebte als Fischer mit seiner Frau und seinen Kindern am See Genezareth. Nach Berichten des Markus-Evangeliums, wurden er und sein Bruder Andreas, auch bekannt als »Johannes der Täufer«, in die Gruppe der Jünger von Jesus berufen. Wo Petrus sich aufhielt, heilte er, selbst in seinem Schatten wurden die Kranken gesund. An Pfingsten hielt Petrus eine Predigt, und ein Lahmer konnte wieder laufen. Der Legende zufolge bewacht Petrus mit seinen Schlüsseln die Himmelstür. Die Päpste gelten als die direkten Nachfolger von Petrus.

Acca von Hexham

Gedenktag 19. Februar

** um 660 in England*

† 20. Oktober(?) 742 in Hexham

Er begleitete 692 Wilfrid von York nach Rom. Als er von seiner Reise zurückkam, wurde er Abt des Klosters St. Andrews. Nach Wilfrids Tod wurde er sein Nachfolger und Bischof von Hexham. Er war immer darauf bedacht, die römischen Lehren durchzusetzen.

Ambrosius von Mailand

Gedenktag 7. Dezember

** 339 in Trier(Rheinland-Pfalz)*

† 4. April 397 in Mailand (Italien)

Sein Name bedeutet« der Unsterbliche«.

Ambrosius war ein studierter Theologe. Als Seelsorger kümmerte er sich sehr um die Armen. Wo er auch auftauchte, standen Menschen um ihn; er war ein begnadeter Prediger. Er verteidigte die Unabhängigkeit der Kirche gegenüber dem Staat. Ambrosius hat seit 1295 offiziell den Titel Kirchenvater.

Dorothea

Gedenktag 6. Februar

** um 290 in Cäsarea (Türkei?)*

† um 304 oder 287 gleicher Ort

Ihr Name bedeutet »Gottesgeschenk«.

Dorothea gehört neben Barbara, Margareta und Katherina zu den »vier heiligen Mädeln«. Den Erzählungen zufolge wollte man sie verheiraten, aber Dorothea sagte, sie wolle als Christin leben, da ließ man sie vor Gericht bringen. Dorothea wurde gefoltert, aber alle Qualen konnten ihr nichts anhaben. Über Nacht heilten ihre Wunden auf wunderbare Weise.

Johanna Maria de la Maille

Gedenktag 28. März

** 14.04.1331 in Roche St.Quentin*

† Ende 1414 in Tours

Ihr Name bedeutet »Gott ist gnädig«.

Geboren wurde sie als Tochter des Barons de Maille. Bereits im Alter von 11 Jahren entschloss sie sich, ein vom Glauben bestimmtes Leben zu führen. Sie heiratete mit sechzehn, ihr Mann fiel aber 1362 der Pest zum Opfer. Danach trat sie ins Kloster ein, sie wurde zur Einsiedlerin. Als Ratgeberin für Arm und Reich war sie sehr beliebt.

Anastasia

Gedenktag 25. Dezember

** Mitte des 3. Jahrhunderts in Rom*

† 25. Dezember

Ihr Name bedeutet »die Auferstandene«.

Anastasia war den Überlieferungen zufolge die Schwester von Kaiser Konstantin, sie wurde gegen ihren Willen mit einem heidnischen Mann verheiratet. Sie kümmerte sich um die Betreuung der gefangenen Christen. Später wurde sie eingekerkert und schließlich auf eine Insel verbannt. Die Geburtsstunde des Weihnachtsfestes war ihr Todestag. Im Mittelalter war Anastasia eine der am meisten verehrten Heiligen.

Corona (Stephana)

Gedenktag 14. Mai

** um 160 (?) in Ägypten*

† um 177 (?)

Ihr Name bedeutet »die Krone«.

Über das Leben und Sterben von Corona ist wenig überliefert. Sie war die Ehefrau eines Märtyrers. Sie starb im Alter von sechzehn Jahren unter vielen Qualen und Leiden. Mehrere Orte in Deutschland und Österreich wurden nach ihr benannt. Bis 1924 hieß die kleinste österreichische Währung Krone, nach ihrem Namen.

Pater Pio

Gedenktag 23. September

** 25. Mai 1887 in Pietrelcina (Italien)*

† 23. September 1968

Sein Name bedeutet »der Fromme«.

Im Alter von 16 Jahren trat er dem Kapuzinerorden bei und erhielt den Ordensnamen Pio. Trotz Tuberkulose studierte er Theologie und wurde 1910 zum Priester geweiht. 1918 wurden auf seinem Körper Stigmata (Wundmale Christi) sichtbar, und sie blieben bis zu seinem Tod. Ab 1940 begann er mit dem Heilen durch Handauflegen. Pater Pio hatte auch hellseherische Fähigkeiten. Er sagte Papst Johannes Paul II. (Karel Woityla) voraus, dass er Papst werde, und auch das Attentat, das auf den Papst verübt wurde, sagte er voraus. Im Juni 2002 wurde Pater Pio von Johannes Paul II. heiliggesprochen.

Isidor von Sevilla

Gedenktag 4. April

** um 560 in Spanien*

† 4. April 636 in Sevilla Spanien

Sein Name bedeutet »Geschenk der Göttin Isis«.

Isidor ging als Jugendlicher schon ins Kloster und wurde mit 30 Jahren Abt. Er legte besonders großen Wert auf die Ausbildung von Priestern. Er richtete Schulen und Bibliotheken ein. Isidor ist der Nationalheilige von Spanien. 1598 wurde er heiliggesprochen.

Franziska Xaviera Cabrini

Gedenktag 22. Dezember

** 15. Juli 1850 in Mailand*

† 22. Dezember 1917 USA

Ihr Name bedeutet »die Fränkische«.

Franziska war das jüngste von 13 Kindern. Schon in ihrer Jugend kümmerte sie sich um benachteiligte Kinder. Sie gründete 1880 einen Orden mit Missionsschwestern. Papst Leo XIII. schickte sie 1888 in die USA, wo sie täglich bis zu zwanzig Stunden für Schulen, Krankenhäuser, Waisenhäuser arbeitete. 1909 wurde sie Bürgerin der USA.

Jeanne D’Arc

Gedenktag 30. Mai

** 6. Januar 1412 in Frankreich*

† 30. Mai 1431 in Rouen (Frankreich)

Ihr Name bedeutet »Gott ist gnädig«.

Im Alter von 14 Jahren hörte sie »Stimmen«. Ihr erschienen der Erzengel Michael und die Nothelfer Katharina und Margareta, die sie aufforderten, Frankreich von den Engländern zu befreien. Emanzipiert und selbstbewusst, ihrer inneren Stimme folgend, verhalf sie Karl VII. zu seiner Krönung im Jahre 1421. Ihr wurde einiges vorgeworfen: Zauberei, Grausamkeit und Hochmut. Jeanne D’Arc legte trotz aller Vorwürfe kein Geständnis ab. Sie wurde am 30. Mai als Ketzerin hingerichtet.

Quellenangabe

www. heiligenlexikon.de

Lexikon der Heilsteine von Michael Gienger

Literaturhinweise

Gienger, Michael; Goebel, Joachim, *Wassersteine*, Neue Erde 2007

Kensington, Mary Ella, *Die unbändige, göttliche Lebenslust*, Goldmann 2008

Lang, Bernhard, *Erhelle meine Nacht*, Beck 2005

Mala, Matthias, *Weiße Magie*, Books on Demand 2006

Methusalem, *Das große Lexikon der Heilsteine, Düfte und Kräuter*, Methusalem Verlagsges. 2008

Mohr, Bärbel, *Bestellungen beim Universum*, Omega 2004

Murphy, Dr. Joseph, *Die Macht ihres Unterbewusstseins*, Ariston 2005

Murphy, Dr. Joseph, *Wie uns Liebe heilt*, Ullstein 2009

Ruland, Jeanne, *Das große Buch der Engel*, Schirner 2001

Terwitte, Paulus; Leitschuh, Marcus C., Trau dich einfach zu entspannen, Herder Freiburg 2009

Terwitte, Paulus; Leitschuh, Marcus C., Trau dich, einfach zu glauben, Herder Freiburg 2007

Bezugsmöglichkeit der Nothelferkette

Die Nothelferamulette werden von meiner Schwägerin Frau Christel Zenker-Lambert in Handarbeit mit ausgesuchten Quarzen und Edelsteinen hergestellt. Geliefert wird die Kette in einem Organza-Säckchen mit ausführlicher Gebrauchsanweisung.

Gerne können Sie sich per Email an meine Schwägerin wenden, wenn Sie Interesse an einem Nothelferamulett haben:

chrstllmb@aol.com

Bei allen anderen Fragen das Buch betreffend stehe ich Ihnen gerne unter folgender Email-Adresse zur Verfügung:

chrisherber@gmx.de

Ihre

Christiane Stamm

Über die Autorin

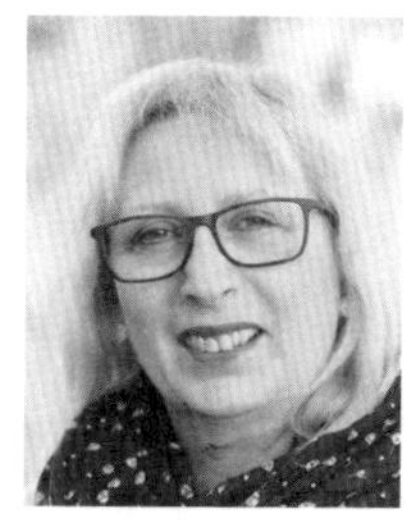

Christiane Stamm (vormals Herber) Jahrgang 1964 arbeitet als kaufmännischer Ausbilder und Entspannungspädagoge mit Jugendlichen und Erwachsenen. Sie lebt mit ihrem Mann Wolfgang (verheiratet seit 2017), den erwachsenen Kindern und drei Fellnasen im Saarland. Neben dem Schreiben ist die Seifensiederei Ihr großes Hobby.

Das Übungsbuch zum Pfad der eigenen Seele

Jeder Mensch hat eine Bestimmung, das ist der Pfad seiner Seele. Wenn wir zu sehr davon abweichen, wird das Leben mühsam und schwierig. Mit diesem kleinen Übungsbuch finden wir zurück auf unseren Weg, den ureigenen Pfad der Seele. Kira Klenke hat mit dem SOULPATH-Training eine außergewöhnliche praktische Methode entwickelt, mit der wir intuitiv in uns selbst erspüren können, was nötig ist, damit wir jeden Morgen voller Vorfreude auf den Tag aufstehen.

Kira Klenke
Finde deinen Seelenpfad
Das SOULPATH-Training
Paperback, 144 Seiten
ISBN 978-3-89060-726-9

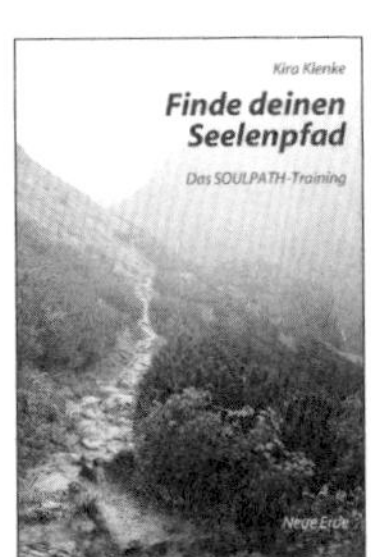

Der Kurs heißt: Leben!

Lebenshilfe-Ratgeber gibt es viele, doch fertige Rezepte nützen nichts, denn jeder Mensch ist anders – und dieses Buch ist auch anders: Es lädt ein, uns selbst besser kennenzulernen. Nur so gewinnen wir Verständnis für unseren ureigenen Lebensweg, finden wir aus unseren Verstrickungen heraus und hinein in ein eigenverantwortliches, sinnerfülltes Leben.

Dieses Buch ist voller Angebote, sich mit dem eigenen Leben auseinanderzusetzen, alte Gewohnheiten und Überzeugungen zu hinterfragen und neue Sichtweisen zu erproben. Das Leben bietet zahllose Möglichkeiten, ist voller Angebote für Veränderung und Wachstum. Rolf Mayer begleitet uns mit diesem Kursbuch durch die verschiedenen Themen, denen wir im Leben begegnen.

Rolf Mayer
Auf Kurs ins Leben
Wie Veränderung gelingt
Das Übungsbuch für Selbstwert, Authentizität
und wahres Sein
Broschur, 256 Seiten, Format
ISBN 978-3-89060-682-8

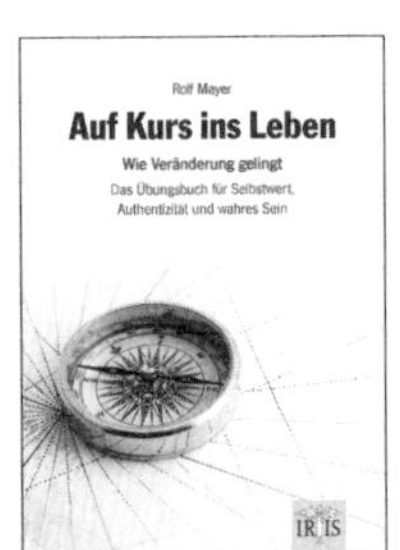

Die Stimme der Intuition hören und verstehen

Das Leben ist ein Wunder und hält so vieles für uns bereit, was wir uns nicht vorstellen können und deshalb auch nicht erwarten. Damit wir im Fluss des Lebens navigieren können, brauchen wir einen Kompass, und das ist unsere Intuition. Sie verbindet uns mit den Unterströmungen unseres Schicksals und unserem Lebenssinn. Intuition spricht eine eigene Sprache, die wir heute – intellektuell übergebildet, wie wir sind – neu lernen müssen. Dazu dient das 21-Tage-Programm, das alle Aspekte eines intuitiven, allverbundenen Lebens durchläuft. Im ersten Teil des Buches werden die Themen auf unterhaltsame und auch für Einsteiger gut verständliche Art behandelt, und im zweiten Teil gibt es dann zu jedem dieser Themen die angeleiteten Übungen.

Diana Dawn Kavian
Erwarte das Unerwartete
In 21 Tagen zur eigenen Intuition
Paperback, 240 Seiten, mit mp3-CD und Memoaufkleber
ISBN 978-3-89060-639-2

Nach dem Reinigen kommt das Aufladen

Wir alle sind im täglichen Leben Ärger, Frustration und Vereinnahmung ausgesetzt, und nur zu leicht schleppen wir diese negativen Gefühle mit uns herum. Haben wir gelernt, uns energetisch zu reinigen, so können wir uns davon wieder befreien, doch damit darf es nicht aufhören: Wir müssen unseren Schutzmantel anschließend auch wieder stärken!

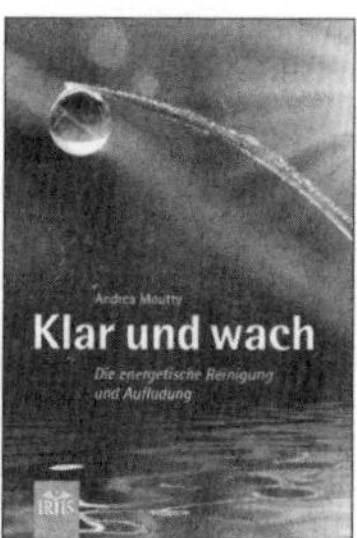

Andrea Moutty
Klar und wach
Die energetische Reinigung und Aufladung
Paperback, 112 Seiten
ISBN 978-3-89060-691-0

Es ist Zeit für ... The Deeper Secret

The Secret ist seit vielen Monaten in den Bestsellerlisten. Unzählige Menschen haben das Buch gelesen. Und was hat es bewirkt? Wunder gewiss nicht. – Und das ist auch kein Wunder, denn das »Gesetz der Anziehung« ist nur eines von zwölf universellen Gesetzen. Diese zwölf Gesetze hat die in den Niederlanden sehr erfolgreiche Autorin in diesem Buch lebens- und praxisnah beschrieben. Und sie stellt klar: Diese Gesetze zu kennen und im eigenen Leben anzuwenden ist kein Fingerschnippen, sondern ein Prozess lebenslangen Lernens und Übens. Und dazu ist ihr Buch ein Wegbegleiter, den man immer wieder zur Hand nehmen sollte.

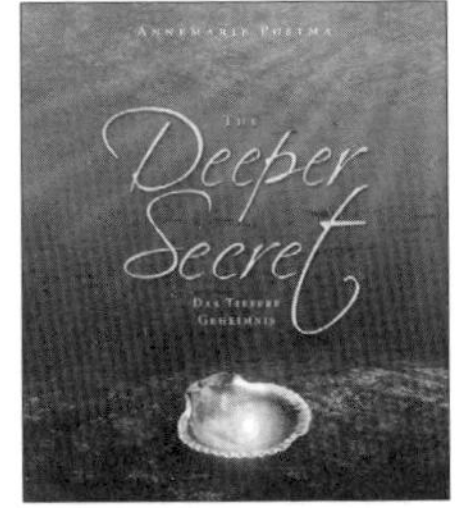

Annemarie Postma
The Deeper Secret
Das Tiefere Geheimnis
Pappband mit Lesebändchen, 160 Seiten
ISBN 978-3-89060-581-4

Selbsterkenntnis für Frauen

Dieses Buch enthält nicht nur viele unterschiedliche, fundierte psychologische Tests und Typologien, sondern eine populär gehaltene, doch seriöse Einführung in die Astrologie sowie numerologische Namensdeutungen, Tips zum Hand- oder Gesichtslesen und vieles mehr. In den Charakterisierungen der unterschiedlichsten psychologischen und mystischen Systeme kann sich jede Frau in all ihren Facetten wiederfinden.

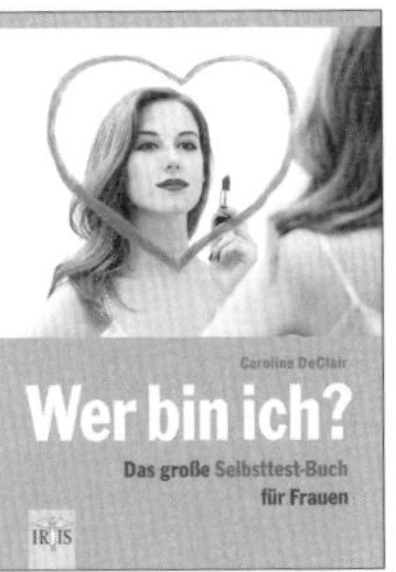

Caroline DeClair
Wer bin ich?
Das große Selbsttest-Buch für Frauen
Paperback, 224 Seiten
ISBN 978-3-89060-640-8

Ein Weltbestseller in neuer Fassung

Laozi, der Verfasser des Daodejing (Tao Teh King) war nicht nur ein bedeutender Visionär, sondern ein ebenso bedeutender Realist.

Seine Weltanschauung besticht auch in heutiger Zeit noch durch ihre Objektivität und Klarheit. Als Meister legte er großen Wert darauf, keine fernen Ideale zu beschreiben, sondern die Lebenswirklichkeit der Menschen zu erkennen und zu benennen. Dieser Ausgabe umfasst eine Nachdichtung des Daodejing sowie Erläuterungen, die Bezug auf das heutige Leben nehmen.

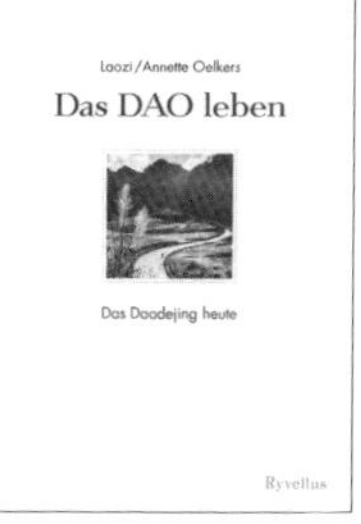

Laozi, Anette Oelkers
Das DAO leben
Das Daodejing heute
Klappenbroschur mit Prägung, 256 Seiten,
ISBN 978-3-89060-651-4

Neuorientierung für Sinnsucher

In diesem sehr persönlichen Buch widmet sich Ulli Quaiser den Grundfragen unseres Daseins. Im ersten Teil fragt er, was es eigentlich heißt, erwachsen zu sein; ob Gegensätze sich tatsächlich ausschließen und ob es Glück überhaupt gibt. Im zweiten Teil erzählt er aus seinem Leben und von seinem spirituellen Erwachen und im dritten Teil geht es um die letzten Fragen nach dem Tod, nach Gott und um Liebe und Vergebung.

Die zentrale Botschaft lautet: Es ist möglich, vollständig von Angst und Sorge frei zu werden.

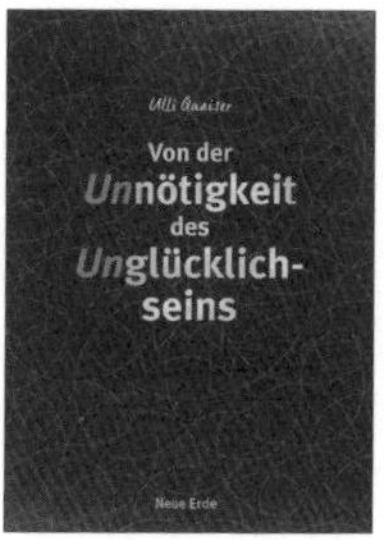

Ulli Quaiser
Von der Unnötigkeit des Unglücklichseins
Broschur, 128 Seiten
ISBN 978-3-89060-683-5

Hier kann man sich zum **Neue Erde-Newsletter** anmelden:
newsletter.neueerde.de/anmeldung

NEUE ERDE im Buchhandel

Neue Erde ist ein kleiner unabhängiger Verlag, und der unabhängige Buchhandel ist unser natürlicher Partner. Wir unterstützen die Initiative »buy local«.

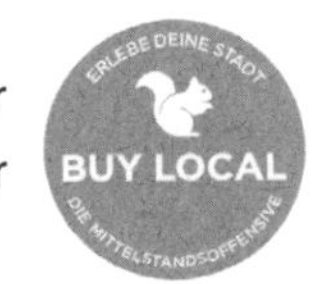

Sollte es Lieferschwierigkeiten bei den Büchern von NEUE ERDE geben, lassen Sie immer im VLB (Verzeichnis lieferbarer Bücher) nachsehen, im Internet unter **www.buchhandel.de**

Alle lieferbaren Titel des Verlags sind für den Buchhandel verfügbar.

Sie finden unsere Bücher auch auf unserer Homepage **www.neue-erde.de** oder in unserem Gesamtverzeichnis, welches Sie gerne hier anfordern können:

NEUE ERDE GmbH
Cecilienstr. 29 · 66111 Saarbrücken
info@neue-erde.de

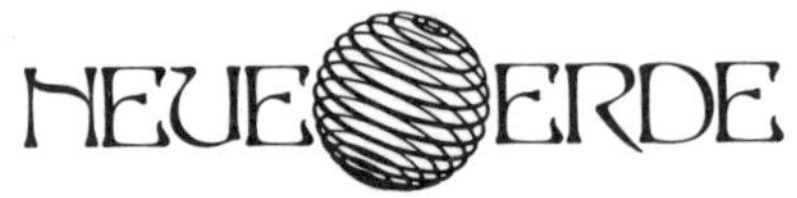